U0339443

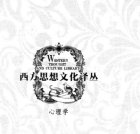

西方思想文化译丛

心理学

La lettre et l'oeuvre dans la psychose

精神病患者的艺术作品

Fabienne Hulak

〔法〕法比安娜·于拉克 / 著

郝淑芬 / 译

刘 铭 主编

海峡出版发行集团 | 福建教育出版社
THE STRAITS PUBLISHING & DISTRIBUTING GROUP

图书在版编目（CIP）数据

精神病患者的艺术作品／（法）法比安娜·于拉克著；
郝淑芬译. ——福州：福建教育出版社，2024.1
（西方思想文化译丛／刘铭主编）
ISBN 978-7-5334-9765-1

Ⅰ.①精… Ⅱ.①法… ②郝… Ⅲ.①精神病 – 研究
Ⅳ.①R749

中国国家版本馆CIP数据核字（2023）第197071号

La lettre et L'œuvre dans la psychose
by Fabienne Hulak

西方思想文化译丛
刘铭　主编

La lettre et L'œuvre dans la psychose
精神病患者的艺术作品
（法）法比安娜·于拉克 著　　郝淑芬 译

出版发行	福建教育出版社	
	（福州市梦山路27号　邮编：350025　网址：www.fep.com.cn	
	编辑部电话：010-62027445	
	发行部电话：010-62024258　0591-87115073）	
出 版 人	江金辉	
印　　刷	福州万达印刷有限公司	
	（福州市闽侯县荆溪镇徐家村166-1号厂房第三层　邮编：350101）	
开　　本	890 毫米×1240 毫米　　1/32	
印　　张	9.375	
字　　数	178 千字	
插　　页	1	
版　　次	2024 年 1 月第 1 版　　2024 年 1 月第 1 次印刷	
书　　号	ISBN 978-7-5334-9765-1	
定　　价	59.00元	

如发现本书印装质量问题，请向本社出版科（电话：0591-83726019）调换。

编者的话

在经过书系的多年发展之后，我一直想表达一些感谢和期待。随着全球新冠肺炎疫情的爆发，与随之而来的全球经济衰退和政治不安因素的增加，各种思潮也开始变得混乱，加之新技术又加剧了一些矛盾……，我们注定要更强烈地感受到危机并且要长时间面对这样的世界。回想我们也经历了改革开放发展的黄金40年，这是历史上最辉煌的经济发展时段之一，也是思潮最为涌动的时期之一。最近的情形，使我相信这几十年从上而下的经济政治的进步，各种思考和论争，对人类的重要性可能都不如战争中一个小小的核弹发射器，世界的真实似乎都不重要了。然而，另一方面，人类对物质的欲望在网络时代被更夸大地刺激着，陀思妥耶夫斯基的大法官之问甚至可能成为这个时代多余的思考，各种因素使得年轻人不愿把人文学科作为一种重要的人生职业选择，这令我们部分从业者感到失落。但在我看来，其实人文学科的发展或衰退如同经济危机和高速发展一样，它总是一个阶段性的现象，不必过分夸大。我坚信人文学科还是能够继续发展，每一代年轻人也不会抛弃对生命意义的反思。我们对新一代有多不满，我们也就能从年轻人身上看到多大的希望，这些希望就是我们不停地阅读、反思、教授的动力。我想，这也是我们还能坚持做一个思想文化类的译丛，并且得到福建教育出版社大力支持的原因。

八闽之地，人杰地灵，尤其是近代以来，为中华文化接续和创新做出了重要的贡献。严复先生顺应时代所需，积极投身教育和文化翻译工作，试图引进足以改革积弊日久的传统文化的新基因，以西学震荡国人的认知，虽略显激进，但严复先生确实足以成为当时先进启蒙文化的代表。而当今时代，文化发展之快，时代精神变革之大，并不啻于百年前。随着经济和政治竞争的激烈，更多本应自觉发展的文化因素，也被裹挟进入一个个思想的战场，而发展好本国文化的最好途径，依然不是闭关锁国，而是更积极地去了解世界和引进新思想，通过同情的理解和理性的批判，获得我们自己的文化发展资源，参与时代的全面进步。这可以看作是严复、林纾等先贤们开放的文化精神的延续，也是我们国家改革开放精神的发展。作为一家长期专业从事教育图书出版的机构，福建教育出版社的坚持，就是出版人眼中更宽广的精神时空，更真实的现实和更深远的人类意义的结合，我们希望这种一致的理想能够推动书系的工作继续下去，这个小小的书系能为我们的文化发展做出微小的贡献。

这个书系的产生在来自于不同学科、不同学术背景的同道对一些问题的争论，我们认为可以把自己的研究领域前沿而有趣的东西先翻译过来，用作品说话，而不流于散漫的口舌之争，以引导更深的探索。书系定位为较为专业和自由的翻译平台，我们希望在此基础之上建立一个学术研究和交流的平台。在书目的编选上亦体现了这种自由和专业性结合的特点。最初的译者大多都是在欧洲攻读博士学位的新人，从自己研究擅长的领域开始，虽然也会有各种的问题，但也带来了颇多新鲜有趣的研究，可以给我们更多不同的思路，带来思想上的冲击。随着大家研究的深入，这个书系将会带来更加优秀的原著和研究作品。我们坚信人文精神不会消亡，甚至根本不会消退，在我们每一本书里都能感到作者、译者、编者的热情，也看到了我们的共同成长，我们依然会坚持这些理想，继续前进。

刘铭

于扬州大学荷花池校区

译者序

作为本书译者，首先要感谢作者对中文译本给予的大力支持，以及为本书出版付出辛勤劳动的所有人。

法比安娜·于拉克（Fabienne Hulak）教授是我留法期间的博士生导师，她严谨的学术研究态度与丰富的临床经验给予了我巨大的影响。此书是她结合了数十年的教研与临床实践的工作经验，以法国精神分析学家雅克·拉康（Jacques Lacan）[①]的理论及精神病学的理论研究为背景，探讨了精神病结构与临床治疗中艺术创造的作用。更确切地说，是对精神病人创造的文字与作品，以精神分析的角度进行了详细的分析和讨论。鉴于目前国内鲜有同类作品出现，因此萌生了翻译此书的想法。

"精神病"是一个通用术语，指的是精神障碍或异常的精神状态，患有精神病的人被称为"精神病患者"。1894年，弗洛伊德接受了精神病的概念，之后对精神病、神经症和倒错进行了区分。并在1909年至1911年期间，通过"自我分裂"的概念，即作为自我与现实之间的对立，发展了精神病理论。他将精神病定义为幻觉的重建，在此情形中，主体完全转向自己，切断

---

① 雅克·拉康（Jacques Lacan，1901—1981），法国精神分析学大师。是弗洛伊德之后，少有的一位能够同时影响世界文化，又能够对弗洛伊德的理论进行重新解读的大师级人物。——译者注

了与现实的联系，剥夺了与他人的关系。在20世纪初，精神病问题再次成为了拉康理论的核心，最初开始于拉康在1932年的题为《偏执型精神病与人格的关系》的论文，一直到1966年的《书写》，在其中收录的文章《对任何可能的精神病治疗的一个初步问题》中进行了更深入的探讨。特别是，1955年到1956年开展的主题为《精神病》的讨论班，更是对精神病的概念化重新进行了梳理，甚至可以说是对弗洛伊德的概念进行了渐时式的彻底改变。比如，对于拉康而言，主体的存在受制于他对符号秩序原始感知的肯定。因此，作者在引入了精神病作品的相关问题之后，从第2章开始讨论精神病主体的问题，再到第6章，从症状学讨论精神病主体创作出的文字作品，进行了一系列的分析与探讨，使精神病的研究从症状现象学回归到了精神分析中无意识主体的结构学框架中。

毋庸置疑，读者们也许会感到艰涩难懂，但从中可以看出，作者遵循了拉康一贯的风格，即精神分析并不是一种现成的知识，而是一种引发读者反思并产生自己思想的方式，并且此方式带有每一个体的主体性风格。简单来说，获取知识的目的是为了产生个体独特性的"知识"。这也是精神分析的临床特色之一。

最后，我还想对中文翻译做出两点说明。（1）正如封面所示：*La lettre et l'Œuvre dans la psychose*，直译为《精神病（结构）中的文字与作品》，为了便于理解和更适合中文语境，与作者讨论后结合本书内容将题目意译为《精神病患者的艺术作品》。
（2）关于文中拉康派精神分析术语的翻译。雅克·拉康创造了
很多新造词，译者在翻译的过程中参考了国内学界前辈的用法，
对于有争议或从未翻译过的地方以译者注的方式进行了说明。
由于拉康的理论艰涩难懂，并且国内目前只有少量的直接从其
原文翻译的著作，还有一些作品是从英语转译而来的，再加上
每个人理解的方式不同，造成了对其新造词理解的不同，进而
对这些词语的翻译更是各有千秋。由于译者并非法语翻译专业，
虽然学习精神分析十余年，但深感学识浅薄，对精神分析的理
论和临床的理解有限，欢迎各位同人交流指正。

郝淑芬

2023年夏初，于长沙

目　录

给中国读者的信

正是在巴黎第八大学文森·圣·丹尼斯①的精神分析系与中国学生们的相遇，才让我产生了用汉语翻译和出版《精神病患者的艺术作品》这本书的想法。

我真诚地感谢翻译郝淑芬，给我这个与中国读者们交谈的机会。我赞扬她孜孜不倦地坚守在富有创造力的精神分析之路上，以及凭借坚韧不拔的精神，在她的学术生涯中获得多项成果，其中包括：她在法国获得的几项学位，包括硕士学位和一篇在我的指导下撰写的精神分析学博士论文《中国思想对无意识的启示：从弗洛伊德到拉康》②，以及她目前在中国的精神分析工作与实践中试图创造的东西。

同样与其他几位中国学生③的相遇也使我受益匪浅，鼓舞着我们继续这项工作与交流，并有望从中获得丰硕的成果。

《精神病患者的艺术作品》中文译本是为中国读者们，特别是心理学家、精神病医生、精神分析家和艺术爱好者准备的。

---

① 巴黎第八大学（Université Paris VIII），又称文森·圣·丹尼斯大学（Université Vincennes à Saint-Denis），是一所以人文社会科学以及跨学科研究而闻名的法国公立大学，创建于1969年，原巴黎大学。——译者注
② 此论文于2021年5月在巴黎第八大学完成论文答辩。
③ 在巴黎第八大学精神分析系完成博士论文的学生，如张涛、吴睿，以及正在进行论文撰写的王婷婷、王明睿……

这部作品质疑并探讨了几个相互交织的问题，艺术、临床和精神错乱（疯癫），因此涉及了精神分析、精神病学、历史和概念的领域……

这本书第一版（法文）是在2006年出版的，围绕着文字和作品，以及所谓的"疯癫、精神病和创造"的问题，开辟了研究领域的前提，因此其研究领域跨越了几种学科领域。

将《精神病患者的艺术作品》翻译成中文是一场赌博，因为它涉及许多我们称之为关于语言不可译性的困难（参见《欧洲哲学词汇：哲学的不可译词典》[①]，芭芭拉·卡西恩）。在本书中，艺术、美学、精神分析、历史、临床等多个领域交织在一起，产生了几个概念网络，这些概念网络处于不同的层次，在翻译的过程中必须使其从一种语言转移为另一种语言。语言和文化的发展、新词的发明，以及在不同文化领域产生的新造词，增加了翻译工作的困难。

这引出了建立在"文字"范式基础上的临床发展理念，"文字"是弗洛伊德领域中的一个概念。从那时起，对"文字"的这项工作就得到了延伸和丰富。

依我之见，拉康对文字概念的发展在很大程度上归功于他在汉语学习中所取得的成就。

众所周知，拉康经常被引用的一句话是"我意识到一件事，

---

① 芭芭拉·卡西恩，《欧洲哲学词汇：哲学的不可译词典》，巴黎，门槛出版社，2004。

那就是，也许，因为我以前学过中文所以才是拉康派"①（1971年1月20日）。因此，拉康明确宣布找到了自己的道路。那么，继弗洛伊德之后，得益于这个转移，即通过对中国语言和文化的"转移"，允许他对什么进行了理论化呢？

那就是症状是被写书的东西，它是一种文字。中文，日文都可以澄清症状与书写的本质，也就是说在症状中被书写出来的东西。

症状被讲出来，但不仅限于此。文字出现在现实中。

拉康从20世纪40年代开始真正地学习中文，第二次世界大战期间，他在东方语言学校跟随保罗·德米耶维尔②（Paul Démiéville）教授学习，随后在1970年，他再次积极地参与到了程抱一③（François Cheng）的一些中文工作中④。他们以最真实的方式重新审视中国思想的某些领域，针对（中文）原本资料，逐行逐字逐句地进行推敲。同样，他们也探讨了中国思想的三个构成层面：宇宙本体、伦理、审美。

拉康在自己的讨论班《精神分析的伦理》中提到了他的第一位中文老师，德米耶维尔教授的一则逸事"D*教授的鞋

① 雅克·拉康，《讨论班，第十八本，一个不是假装的辞说》，巴黎，门槛出版社，2006，第36页。
② 保罗·德米耶维尔（Paul Démiéville，1894—1979），汉名戴密微，法国汉学家，敦煌学著名研究学者。——译者注
③ 程抱一（François Cheng，1929— ），法国著名华裔作家、诗人、书法家，法兰西学术院院士。——译者注
④ 参见程抱一，《拉康与中国思想》，摘自《拉康，写作，意象》，巴黎，弗拉马里翁出版社，2000，第133—153页。

子"[1]。被"遗弃"在酒店房间门口的这双鞋子的放置形状，表明了教授在或不在房间。鞋是一个纯粹的物体或废物，但作为一个客体，它见证了一种"反转"，即是指生与死之间联系的可见表现。美的光芒或多或少是刺眼的，参见梵高的《鞋》，它就是一个掩盖了恐惧与现实的物（德语，das Ding）。

这个对鞋子的有趣回忆……拉康博士的妻子在教授不在的酒店走廊里认出的这件令人讨厌的物品，使她重新思考梵高的作品和海德格尔的《艺术作品的起源》[2]，这是对物[3]（法语，Chose；德语，das Ding）的直觉与沉思。

我要再次感谢皮埃尔·维米尔施在他所写的附录《不存在的物的反面》中做出的澄清与解释，他非常准确地强调了文字与作品是物（法语，Chose）的反面。

这本书提出一个超越症状的现象学的问题：从文字到结构。

我记得1961年，拉康在他的讨论班《认同》中确定了能指

---

① 雅克·拉康，《讨论班，第七本，精神分析的伦理》，巴黎，门槛出版社，1986，第343页。

② 海德格尔，《艺术作品的起源》，摘自《无尽之路》，巴黎，伽里玛出版社，1980，第13—98页。

③ 物（法语，Chose；德语，das Ding），此术语借用于哲学上的翻译，但在拉康的精神分析理论中重新对它进行了定义："指代乱伦的对象，即是被禁止和失去的母亲。弗洛伊德在《科学心理学大纲》中指出，他者的情绪被分为两个部分，一部分是给个体留下一种结构性的印迹，并永远保持一个连贯性的整体，而另一部分可以通过记忆活动来理解这个整体。但是，主体在对他者的体验中，想要隔离出连贯不变的那部分是永远无法实现的。这个对自我来说，陌生的绝对他者就是物，它在自我的核心里是被排除在外的，是缺席的，无意识的表象则围绕着这个他者运转。"——引自阿兰·瓦尼尔（Alain Vanier），《拉康》，巴黎，美丽文字出版社，2015，第120页。

与文字之间的关系。他把文字描述为"能指的本质"，区别于符号。这正是他称之为的能指的字面结构，在其中，音素发挥着主要作用。无意识的结构如同一种语言。

拉康在其1971年的文章《文字涂抹地》中公开了关于此点的新观点。文字有两种效应：一方面，意义的效应，通过作为具体载体的能指为中介与文字联系在一起，另一方面，边缘的效应，它与享乐（jouissance）相关，与能指和意义的效应无关，它唯一的功能就是成为主体的痕迹。

因此，所指是能指的效应，并且在这种辞说的效应中，已经存在一种书写，文字的维度了。

雅克-阿兰·米勒①（Jacques-Alain Miller）指出，在拉康最后的教学中，从《讨论班，第二十本，再一次》开始，其整个理论轨迹发生了一种真正的颠覆。拉康开始研究享乐，出发点则是作为与大他者交流中的语言与话语。他质疑语言的概念，认为这是从他所称之为的"呀呀语（lalangue）"中衍生出来的一个概念〔此术语是一个单独的词，拉康试图尽可以地贴近另一个词："呀呀学语声（lallation）"〕②，它是"一种在词典学与语法学的秩列之前的话语"。那么，拉康把话语的概念问题设想为一种享乐，而非交流。

---

① 雅克-阿兰·米勒（Jacques-Alain Miller, 1944— ），精神分析家，巴黎第八大学教授，巴黎弗洛伊德事业学校创建人之一，拉康的女婿，也是他的继承者，整理并出版了拉康讨论班的文稿。——译者注
② 雅克-阿兰·米勒，《享乐的六个范式》，摘自《弗洛伊德事业期刊》，1999年，第43期第25页。

在讨论班第二十本中，无—关系（non rapport）这一概念的扩展限制了结构的概念。我们因而观察到，在能指与享乐之间，在无—关系的基础之上产生了文字这一问题。

因此，拉康使文字成为一个原始的概念，其文字概念的扩展为我们带来最终的结果。我们预言，母语为汉语的主体将从中得到前所未有的成果。

法比安娜·于拉克（Fabienne Hulak）

2023年初，于巴黎

1. 精神病主体作品的相关问题

出于对精神分析的实践及其与精神病关系的兴趣，我们决心通过多种途径，深入探讨一个问题的核心，即就精神病结构而言，（艺术）作品与其重要性的问题。

在我们看来，其中一种似乎自相矛盾的途径引导我们去重新审视传统精神病学关于精神病诸多概念的发现，或者不如说是发明。诚然，在今天，这些假设被认为是过时的，然而19世纪末和20世纪初的精神病学家们对临床现象进行的细致研究却为精神分析奠定了基础。这使得拉康①最终提出了基式（mathème②）、拓扑学（topologie），以及纽结（nœuds）的理论，对此我们可以把他的研究称为"去概念化（aconceptuelle）"，症状不再与主体的一些精神实体，而是与主体的结构联系在一起。

概念并不是一成不变的，它在演化，通过对于实在的某种

---

① 雅克·拉康，他从语言学、结构主义、拓扑学以及数学等角度重新对弗洛伊德的精神分析进行了诠释及发展，最终形成了新的精神分析学派：拉康派。并对当代精神分析学、精神病学及哲学等领域产生了重要的影响。——译者注

② Mathème：基式，是拉康在1971年发明的术语，表示精神分析概念与代数相关的形式化，目的是传授精神分析。在发明此术语的同时，他也发明了波罗米结与实在界、想象界、象征界的概念；基式是一种象征性秩序的逻辑语言模式。波罗米结是一种基于拓扑的结构模型，并实现了从象征界朝向实在界的根本性移置。比如在1971年12月2日的《精神分析家的知识》讨论班上，拉康是这样定义此术语的："我说，那种定义了论调的东西，正是与话语对立的东西，因为它就是基式。我说，正是它决定了话语的方式，决定了实在。"——译者注

理论化的切割，试图从中萃取出一些法则，如同乔治·康吉莱姆[1]（Georges Canguilhem）所写："……研究一个概念，意味着改变它的外延与内涵，通过并入额外的特征将其普遍化，将其带出原初领域，并将它当作一种模式，或反过来为它寻找一种模式。简言之，通过有规则地转换，逐渐赋予它一种形式的功能。"[2]这为大量的临床案例提供了一种框架，从而使经验理论化。

几乎到达教学生涯终点的拉康，特别致力于研究治疗的结束与精神病的问题。在解读完《逻辑哲学论》[3]（Tractatué）之后，为了传授一种"看上去似乎无法教的"东西，他同时引入了"基式[4]"与"呀呀语（lalangue[5]）"的术语。基式是他在1971年，借助克洛德·列维－斯特劳斯[6]（Claude Lévi-Strauss）的《神话素》（mythème）与希腊词 mathêma（和科学相关）的基础上创造出来的新词，此术语"涉及一种科学"。至于术语"呀呀语（lalangue[7]）"，正如米勒所言："它与基式是不可分离的，

---

① 乔治·康吉莱姆（Georges Canguilhem, 1925—1995），法国后现代主义哲学家。——译者注
② 参见乔治·康吉莱姆，《加斯顿·巴切拉德的辩证法与哲学》，国际哲学杂志，1963。
③ 路德维希·维特根斯坦，《逻辑哲学》，巴黎，伽里玛出版社，1993。
④ 参见艾伊贝尔·鲁迪内斯，《雅克·拉康，生活的梗概，思想体系史》，巴黎，法亚德出版社，1993，第465—466页。
⑤ Lalangue，拉康创造出的一个法语新造词，代指一种无意识的语言。——译者注
⑥ 克洛德·列维－斯特劳斯（Claude Lévi-Strauss, 1908—2009），著名法国人类学家，享有"现代人类学之父"的美誉。——译者注
⑦ 在法语中，la 是定冠词，修饰名词单数 langue（意指语言、舌头、用语等）。一般说读作 la langue，而当我们把两个词连在一起读时会产生另外一种发音，形成一个新造词。——译者注

并且它只能靠误解得以维持，并从中获取滋养，以它为生，因为其意义会根据发音变得多种多样。相反，基式可以在'既没有歧义，也不会唤起什么'的情况下，得以完整地被传递出来。用戈特弗里德·莱布尼兹①（Gottfried Leibniz）的话来讲，这个术语是由一些没有意义的字母组成的，我们后面会再次回到这个概念上来。"②我们因此将不得不重新面对这个概念。拉康接下来提出了波罗米结（Nœuds borroméens）的理论，他在其中遇到了理论形式化的困难，最终并没有完成此项工作。关于詹姆斯·乔伊斯（James Joyce）③，拉康在其教学的最后把他作为一种范例，尝试"不从精神分析的角度去思考精神病，而是从精神病的角度去思考精神分析"。④ 这一新的立场，就像是一种对吉尔·德勒兹⑤（Gilles Deleuze）与费利克斯·加塔利⑥（Félix Guattari）批评的回应。⑦

因此，我们想描绘这样一个过程，即从精神病的痛苦到试图在精神分析的治疗工作中实现"作品"创作的过程。那么，

---

① 戈特弗里德·莱布尼兹（Gottfried Leibniz, 1646—1716），德国数学家和哲学家。——译者注
② 雅克-阿兰·米勒，《零件》，摘自《拉康派方向的教程》，2005年1月19日的课程（未出版）。
③ 詹姆斯·乔伊斯（James Joyce, 1882—1941），爱尔兰作家、诗人，后现代文学的奠基者之一，其作品及"意识流"思想对世界文坛影响巨大。——译者注
④ 雅克-阿兰·米勒，《拉康派方向的教程》，2005年1月19日的课程（未出版）。
⑤ 吉尔·德勒兹（Gilles Deleuze, 1925—1995），法国后现代主义哲学家。——译者注
⑥ 费利克斯·加塔利（Félix Guattari, 1930—1992），法国哲学家，精神分析家，社会活动家。——译者注
⑦ 吉尔·德勒兹、费利克斯·加塔利，《资本主义与精神分裂，反－俄狄浦斯》，巴黎，午夜出版社，1972。

什么才算是疯癫的产物呢？症状，（艺术）作品？……通过对以前关于这些产物的研究著作，比如，1905年马塞尔·雷亚[①]（Marcel Réja）[②]在疯癫中观察到一种系统发育的退行，其中的简单幼稚揭示出创造的机制，而汉斯·普林茨霍恩[③]（Hans Prinzhorn）[④]利用"格式塔"的概念发展出了一种相近的理论，即按照（自由）表达的原则，通过运动能量释放出活力。

1921年，沃尔特·莫根塔勒[⑤]（Walter Morgenthaler）[⑥]，朝着同一方向进行研究，通过将阿道夫·沃夫利[⑦]（Adolf Wölfli）的作品与立体派绘画进行对照比较，证明了它们具有相同的艺术价值。当然，纳粹主义的拥护者们采用了相反的立场，抨击这些20世纪初的先锋艺术是疯子们的艺术，最终在慕尼黑举办

---

① 马塞尔·雷亚（Marcel Réja，生卒年不详），法国医生，象征主义诗人，精神病学史学家，社会学家。——译者注
② 马塞尔·雷亚，《疯子的艺术，奇特的工作室》，由法比安娜·于拉克收集及重新编辑，尼斯，出版社Z'，1994。
③ 汉斯·普林茨霍恩（Hans Prinzhorn，1886—1993），德国精神病学家、艺术史学家，从事医学和精神病学研究。——译者注
④ 汉斯·普林茨霍恩，《疯癫的表达方法：图画、绘画艺术、精神病院的雕塑》，由布霍斯和韦伯翻译，韦伯主编，巴黎，伽里玛出版社，1984。
⑤ 沃尔特·莫根塔勒（Walter Morgenthaler，1882—1965），瑞士精神病学家和心理治疗师。——译者注
⑥ 沃尔特·莫根塔勒，《沃夫利身上的艺术性与一般性艺术》，韦伯译，被纳入法比安娜·于拉克编辑的作品《不规则的范畴。症状与创造》，尼斯，出版社Z'，1990，第99—109页。
⑦ 阿道夫·沃夫利（Adolf Wölfli），1864年2月29日出生于瑞士伯尔尼，幼年受到精神打击与性虐待，十岁时成为孤儿，后到寄养家庭，不久便成为一名契约童工。成人后短暂参军，之后因为猥亵儿童入狱。中年时患上精神疾病，有强烈致幻与暴力倾向。但他也可能是有史以来最伟大的精神病艺术家。——译者注

了一场声名狼藉的《堕落艺术展》。①

　　人们对于疯癫作品在美学上的担忧害怕，同样引起了一些博物馆学家们的关注，例如，洛桑原始艺术收藏馆的前馆长米歇尔·西沃兹（Michel Thévoz），以及现在搬到维伦纽夫的阿拉辛博物收藏馆②的创始人马德琳·隆梅尔（Madeleine Lommel）。他们通过对（法国画家）让·杜布菲③（Jean Dubuffet）④及其原生艺术⑤理论的研究，踏上了把精神病人的作品融入文化领域的道路。

　　在卡尔·雅斯贝尔斯（Karl Jaspers）（德国哲学家，1883—1969）发表了对威廉姆·斯坦伯格（William Steinberg，德国著名音乐指挥家）与文森特·梵高（Van Gogh，1853—1890，荷兰画家）（1923）⑥的研究成果之后，（法国精神病学家）欧仁·明可夫斯基（Eugène Minkowski）出版了《病理学问题》⑦（1954），罗伯特·沃尔马特（Robert Volmat）于1955年发表了《精神病理学艺术》⑧，在这部作品中，作者以现象学为灵感，

---

① "堕落艺术展"，慕尼黑，1937。该展进行了全国巡展。（1937年7月19日，"堕落艺术展"在慕尼黑举行。这个展览是纳粹对现代艺术发起的最猛烈的攻击。——译者注）
② 共同创始人还有：米歇尔·内迪哈尔（Michel Nedjar）与克莱尔·泰利埃（Claire Tellier）。
③ 让·杜布菲（Jean Dubuffet, 1901—1985），法国画家和雕塑家，被认为是非主流艺术的先锋之一。——译者注
④ 让·杜布菲，《发起书与所有后续著作》，卷一与卷二，巴黎，伽里玛出版社，1967。
⑤ 保罗·维米尔施，《新世纪原生艺术的条件》，利吉亚，原生艺术的未来（杂志），第53、54、55、56期。
⑥ 卡尔·雅斯贝尔斯，《斯坦伯格与梵高》，巴黎，午夜出版社，1953。
⑦ 欧仁·明可夫斯基，《病理学问题》，《埃特斯》，1954年第7—3期，第257—276页。
⑧ 罗伯特·沃尔马特，《精神病理学艺术》，巴黎，PUF出版社，1956。

对"疯癫的艺术"进行了风格上的描述。其他一些人则从更远离美学的角度，倾向于把作品视为仅仅有助于诊断的症状。在这股潮流中，最具特色的工作是由圣-安娜医院精神病理表现研究中心于1967年完成的工作，由沃尔马特与克劳德·维亚特①（Claude Wiart）②带头，以科学为目的，创立了一种以精神疾病与脑部疾病为主的临床病人的雕塑作品的编码。其中，首先把每一部作品用一种方法进行描述，描绘其形式上的构造，并参照语言符号学③进行语义分析，在第二阶段，把它们纳入参照当前疾病分类的临床记录的统计分析中。

从1960年开始，米歇尔·福柯④（Michel Foucault）的作品对学术环境造成了决定性的影响。对于他而言，现代精神病学诞生于一种加倍的异化，这导致了在精神病院中对于疯癫的治疗研究，在精神病理学领域中，以某种方式歪曲了所有的研究成果。那个时代的精神分析还主要集中在神经症的障碍上面，精神分析家们拒绝为精神病患者治疗，认为这是一个无望的任务，因此武断地认为（对精神病患者）治疗工作的理论化是没

---

① 克劳德·维亚特（Claude Wiart，出卒年不详），法国精神病学家。——译者注
② 克劳德·维亚特，《图像表达与精神病理学：分析与自动文档的文献》，巴黎，都茵出版社，1967。
③ 克劳德·维亚特在《图像表达与精神病理学：分析与自动文档的文献》中使用了结构术语，比如隐喻或换喻，目的是在精神病主体的作品中寻找临床符号。该研究表明一种体系的缺陷，即在语言特有的符号学与精神病的符号学之间，有一种非常明显的不一致。
④ 米歇尔·福柯（Michel Foucault，1926—1984），法国哲学家和思想史学家、社会理论家、语言学家、文学评论家、性学家。——译者注

有用的。

那个时代的精神病学在极端自由主义和悲观主义传统之间摇摆。极端自由主义（参见佛朗斯科·巴萨利亚 Franscico Basaglia[1]，反精神病学 antipsychiatrie[2]，体制心理治疗运动 le mouvement de psychothérapie[3]，罗杰·根蒂斯 Roger Gentis 与[4]阿洛伊丝网络 le réseau Aloïse[5]），这些非常杰出而崇高的运动实际上并不能解决疯癫的问题，其"解放"疯子的计划完全置疾病的问题于不顾。同时，我们也不能期待全凭经验性的工作，聚焦于认知障碍和缺陷，拒绝承认精神病患者的创造性就能解决他们的问题[6]。

我们的工作恰恰不同于刚刚提及的内容，因为我们认为在精神病患者的作品中，有一种文字与图形上的紧密关系。从这

---

① 佛朗斯科·巴萨利亚等编著，《什么是精神病学?》，帕尔梅省，巴姆出版社，1967。《否认性的机构》，厄南笛编辑，1968，法语译本，巴黎，门槛出版社，1970。

② 参见莱恩，《经验的政治》，《天堂鸟》，伦敦，企鹅出版社，1967（由艾斯礼·陶克于1969年翻译成法语）；《自我的分裂》，伦敦，塔维斯托克出版社，1960（由艾斯礼·陶克于1970年翻译成法语）。

③ 参见让·乌黑（Jean Oury），《精神社区的接待》，摘自《管事》杂志，1957；拉卡米尔（Racamier）、迪亚特纳（Diatkine）、勒泊维奇（Lebovici）等，《没有躺椅的精神分析家，精神分析与体制心理治疗》，巴黎，帕约出版社，1973；陶斯格尔（Tosquelles），《精神病院的心理治疗工作》，巴黎，金电子出版社，1967。

④ 罗杰·根蒂斯，《阿洛伊丝项目》，巴黎，金龟子出版社，中环与非洲出版社，1982；《精神病学应该由所有人制成》，巴黎，马斯佩罗出版社，1973。

⑤ 阿洛伊丝网络（le réseau Aloïse）背后有一个美丽的故事，阿洛伊丝项目于1981年启动，纪念一位在精神病院创作了大量杰出绘画作品的病人。此项目旨在为精神病患者们提供一个没有心理标签、分散的、网络式的接待场所。——译者注

⑥ 卡梅隆，《解决问题情境中的精神分裂症思维》，摘自《心理学》杂志，第85期，1939，第1012—1035页；科恩，《参照精神分裂症中的交流障碍》，《精神分裂症的认识与语言》，斯瓦尔特兹，希尔斯代尔·劳伦克·埃尔鲍姆协会出版，1978。

个角度来看，某些历史作品便具有了新意义。摩根塔勒在1918年的一篇文章中强调了"精神病人在绘画和写作之间过渡的重要性"[1]，以及在1922年，普林茨霍恩从哲学家路德维希·克拉格斯[2]（Ludwig Klage）[3]的著作中获得灵感，并在放弃这一灵感以后，建立了自己的概念"画中的胡言乱语（verbigération en images）"[4]，即在造型表达与语言表达之间建立了一种相等性，并写道："我们的艺术家为自己创造的是一种自闭的形象化写作，只要他掌握了这把钥匙，就可以在符号学方面，造型表达和语言表达之间建立一种等价关系，这导致了一种忽略所有相关标点符号的结果，并自主地处理主题、形式或秩序规则的逻辑[5]，这种不可缩减的任意性元素［……］实际上是特定的。它与被称为迭代和刻板的症状相对应。"[6]

---

[1] 沃尔特·摩根塔勒，《精神病患者绘画与写作之间的过渡》，摘自《瑞士神经病学与精神病学档案》，第2、3期，1918，第255—305页。

[2] 路德维希·克拉格斯（Ludwig Klage，1872—1956），德国哲学家、心理学家、图形学家、诗人、作家和讲师，曾两次获得诺贝尔文学奖提名。——译者注

[3] 路德维希·克拉格斯，《灵魂的敌人精神》（德语：*Der Geist als Widersacher der Seele*，第二卷，莱比锡，1929—1932）；《重建工作》，第九卷，波恩与鲍维尔出版社，1964—1982。

[4] 汉斯·普林茨霍恩，《疯癫的表达方法：图画、绘画艺术、精神病院的雕塑》，布霍斯和韦伯译，韦伯主编，巴黎，伽里玛出版社，1984，第318页。

[5] 汉斯·普林茨霍恩认为"图像上的胡言乱语"是通过以下特征表达出来的："首先，形象片段、数字、文字以及线条完全搅在一起，我们常常在电话记事本上看到类似的东西；其次，这一逻辑也被施加在主题上，无论这一逻辑是一种正式的元素，还是顺序上的规则，它都既没有恰当的标点符号，也没有一个连贯的体系；再者，形状碎片的堆积，最终隐秘成一些象形文字的特征［……］"，摘自《疯癫的表达方法：图画、绘画艺术、精神病院的雕塑》，布霍斯和韦伯译，韦伯主编，巴黎，伽里玛出版社，1984，第319页。

[6] 汉斯·普林茨霍恩，《疯癫的表达方法：图画、绘画艺术、精神病院的雕塑》，布霍斯和韦伯译，韦伯主编，巴黎，伽里玛出版社，1984，第321页。

因此，这提出了一个更加庞大的问题，即精神病患者的创作与其自身功能的特点问题。正如上面提到的，不同的研究思潮似乎都认为这个问题并不存在，某些思潮赋予了疯子一种艺术家的姿态，其他流派则把疯子当作一些无法严格确定障碍的主体，而这些作品、文字、绘画、所谓的科学著作、各种各样的构建，都被我们当作是"文化之外"的产物。

疯癫，作品的缺席？

围绕福柯着重强调的观念："作品的缺席"，他深入思考着今天我们称之为的疯癫的未来，引导我们进入其反思的航迹中。福柯从他的处女作《古典时代疯狂史》起，就致力于①把疯癫定义为"作品的缺席（*l'absence d'œuvre*）"，并进行了开创性的研究，为知识考古学（*Archéologie du savoir*）奠定了基础。"那么在更加普遍的形式中，什么是疯癫？更具体的是，对于谁而言，拒绝把它身上所有的知识都挖出来？没有其他，毫无疑问，正是作品的缺席。"②福柯确认道："……疯癫即不呈现，也不讲叙一件作品的诞生（或某些东西，利用天赋或好运，可以变成一件作品）；疯癫指明了这件作品产生了一种空（vide）的形式，

---

① 从1961年起。
② 米歇尔·福柯，《序言》，引自《疯癫与非理性，古典时代疯狂史》，巴黎，普隆出版社，1961，第 I—XI 页；《口语与书写》，I，第190页。

也就是说，它在其中始终是缺席的，在这个地点上永远或无法找到它，因为它从未出现在那里。在这片苍白的区域，它以一种必要的隐藏方式，揭示了作品与疯癫双重的不兼容性；这正是它们对彼此的可能性和相互排斥的盲点。"①此核心定义标志着在西方世界中所有那些排斥疯癫的组织结构的东西，"（决定什么有）意义（sens）与无－意义（non－sens）的组织构造"②。因此，这是一种消极的结构。正是从并且围绕着这种"疯癫即是作品的缺席"的定义出发，他构建了自己的设想③。福柯提出的这个盲点标志着作品与疯癫之间的二分法，这让我们去思考这种空的形式，即作品不断缺席的地点，毫无疑问，这个问题特别吸引着我们。

尽管反复坚持这一点，福柯还是更着重研究（精神病）机构及医生们的论调，而不是那些偶然会出现在病例中的（病人们的）话语。因此，他更多地赋予疯癫一种社会层面上的实体性，而不是像拉康那样给癫狂一种真正临床上的实体性。福柯感到遗憾的是，没有人对索林写的数千页文章感兴趣，这位几

---

① 米歇尔·福柯，《序言》，引自《疯癫与非理性，古典时代疯狂史》，巴黎，普隆出版社，1961，第Ⅰ—Ⅺ页；《口语与书写》，Ⅰ，第447页。

② 米歇尔·福柯，《序言》，引自《疯癫与非理性，古典时代疯狂史》，巴黎，普隆出版社，1961，第Ⅰ—Ⅺ页；《口语与书写》，Ⅰ，第191页。

③ 然而我们不禁会询问，为什么《疯癫与非理性，古典时代疯狂史》这个非常漂亮的序言，从1972年之后的版本中消失了，其中清楚地表明了他的立场和设想。按照（法国哲学家）雅各·德里达的观点，我们因此可以提出一个问题，即作者是否曾经在思路上有过转变，或者完全改变了视角与设想。（参见雅各·德里达，《我思与疯癫的历史》，摘自《文字与差异》，巴黎，门槛出版社，1967。）

乎是文盲的"狂怒的错乱者"（其疾病涉及我们谈的疯癫）在17世纪末写下了他的妄想，"他逃离的幻象和恐惧的咆哮"，但福柯并没有把这些当作研究的主题①，相反却提议那些潜在的研究者去研究那些文字，在页脚的注释中说明了涉及的相关档案。福柯更愿意深入研究雷蒙德·鲁塞尔（Raymond Roussel）②，这位作家更被文学领域所承认，其开创性的工作正如安托南·阿尔托③（Antonin Artaud）一样，是通过作品否定疯癫与通过疯癫否定作品的典范，这种互相排斥形成了这位作家语言的空间，"他在空（vide）的地方说，通过缺席，作品与疯癫相互交流并互相排斥"。对于福柯而言，空来自"词的无能"，以及语言本身的结构缺陷。作品的缺席成为了辩识大他者（Autre④）与精神病的关系的问题。

"疯子们的艺术（L'art des fous）"并未被理所当然地视作一种艺术，因此被纳粹利用作为宣传的媒介，污名化现代艺术。当时采用的等式是现代艺术＝疯癫艺术＝病人的艺术，正是在这个标题下，1938年，普林茨霍恩将收藏的作品以"退化的艺

---

① 米歇尔·福柯，《序言》，引自《疯癫与非理性，古典时代疯狂史》，巴黎，普隆出版社，1961，第Ⅰ—Ⅺ页；《口语与书写》，Ⅰ，第190页。
② 雷蒙德·鲁塞尔（Raymond Roussel，1877—1933），法国诗人、小说家、剧作家及音乐家。——译者注
③ 安托南·阿尔托（Antonin Artaud，1896—1948），法国戏剧理论家、演员、诗人及法国反戏剧理论的创始人。——译者注
④ 大他者（Autre），雅克·拉康的重要概念之一，在早期的讨论班中大他者被看作是话语的地点，是在主体之外的，却又限定主体的一种象征性秩序。——译者注

术（art dégénéré）"①为标题举办了一场展览。退化的概念表现得"就像把一种论调放在放大镜下，观察它是如何变成一种临床事实的"②（参见《普林茨霍恩藏品历史》③）。1933年被任命为海德堡精神病诊所医学部主任的卡尔·施耐德医学博士甚至断言，在精神疾病与"退化的艺术"之间有一种"生物学上"的同源性。在一本精神病学的杂志中④，在《退化的艺术与疯子的艺术》中，他描述了"对一位精神分裂症艺术家［……］成功的治疗"，他通过与龙勃罗梭⑤（Lombroso）与普林茨霍恩相反的方式获得相同的结果，并认为"不是去保存艺术家病态的作品，而是去摧毁它们，并引导病人完成自己曾经选择的正常任务"⑥。另外，施耐德非常自然地变成了灭绝精神病人计划的"科学总监"，并因此参与了消灭普林茨霍恩藏品的许多作家们的行动。

尽管如此，同样在20世纪，得益于超现实主义和自动化

---

① 参见汉斯·普林茨霍恩，《疯癫的表达方法：图画、绘画艺术、精神病院的雕塑》，布霍斯和韦伯译，韦伯主编，巴黎，伽里玛出版社，1984。
② 扎洛西奇，《献给黑暗的上帝，共同体中的暗夜与纯净》，尼斯，出版社Z'，1994，第31页。
③ 布兰德，《海德堡大学精神病学临床的精神病患者从入院到1954年的作品集》，摘自《疯狂的美，普林茨霍恩藏品集，海德堡大学》，哈勒罗伊市展览目录，美术博物馆，1996，第13—14页。
④ 卡尔·施耐德，《堕落的艺术和疯狂》，摘自《精神病学和神经疾病档案》，110、1939项，第135—164页。
⑤ 龙勃罗梭（Lombroso, 1835—1909），意大利犯罪学家、精神病学家，刑事人类学派的创始人，代表作品有《天才与堕落》等。——译者注
⑥ 卡尔·施耐德，《堕落的艺术和疯狂》，第160页，由布兰德引用，摘自《精神病学和神经疾病档案》，110、1939项，第135—164页。

（自动书写／自动绘画）概念的引入，人们开始考虑并承认来自精神病院的某些作品和创作。

太一①体系下的作品？

让-克劳德·米尔纳（Jean-Claude Milner）②认为作品的概念是一种现代观念③，并且其严格的定义意味着它具有独特性的原则，正是它允许在许多文化中引入一种对于差异的"记数（décomptage）"。现代世界把作品的可靠性建立在命名系统的基础之上，命名系统常常被简化为作者的名字及标题。此命名系统等于并"归入到物质的生产中，特别是文本，处于太一的体系之内"④。"作品并不必须是'一'本书，甚至并不必须是一本'书'。作品不是一种内容，而是一种形式，是一种构造了文化的形式"⑤，它意味着一个主体被文化所承认。当然是有可能通过回避所有承认、出版、展出、艺术品的系统运作来规避这

---

① 参照阿兰·巴杜在其作品《笛卡尔，柏拉图，康德的一》中，第8页至第9页："在我看来，笛卡尔致力于确保他所有的努力都是基于这样一个事实，即我们可以信任一个思考中的主体的一，此'信任'包含了两种意思：首先它就是一个简单的分数，其次我们可以把它当作朝向世界存在，超越上帝的超验性之前的始源。因此这是从浑然一体到一的路程。"（为了与哲学上的"一"做区别，此处翻译成太一。——译者注）

② 让-克劳德·米尔纳（Jean-Claude Milner），法国拉康派精神分析家。——译者注

③ 让-克劳德·米尔纳，《清晰的作品，拉康，科学，哲学》，巴黎，门槛出版社，1995，第13页。

④ 同上第14页。

⑤ 同上。

个东西的……但付出的代价就是我们可以称之为的疯癫，米尔纳正是这样阐述福柯关于"疯癫即作品的缺席"观点的。在其创作处于"文化之外"的意义上，疯子的创作并不是（艺术）作品。对于米尔纳而言，这显然并不意味着文化没有力量重新吸取疯癫的创作，文化只需要把疯癫的创作重新置入作品的形式中就可以了，但疯癫这个名称马上就不恰当了。众所周知，这些例子太多了，原生艺术的标签并不是为了其他目的而发明的。①

我们只能同意这种观点，强调与原生艺术概念相关的二重性，让·杜布菲（Jean Dubuffet）②发明的"标签（label）"，我们在其中只能观察到矛盾的立场，即在精神病院里寻找"疯癫的作品"，同时声称原生艺术完全不属于"疯子们的艺术"。这一立场确实引发了一场争议，并与安德烈·布列塔（André Breton）③发生了争执，布列塔发现，精神病患者的作品在原生艺术的小圈子里恰恰占据了大量的份额。然而，杜布菲却主张"疾病的观念应该［……］与无法进行创作行为联系在一起"④，只

---

① 让-克劳德·米尔纳，《清晰的作品，拉康，科学，哲学》，巴黎，门槛出版社，1995，第14—15页。
② 让·杜布菲（Jean Dubuffet, 1901—1985），法国原生艺术家、画家、雕刻家和版画家，代表作有《虚假的美德》《四棵树》《恐惧》等。——译者注
③ 安德烈·布列塔（André Breton, 1896—1966），法国作家及诗人，超现实主义的创始人，其最著名的作品是1924年编写的《超现实主义宣言》，他在其中将超现实主义定义为"纯粹的精神自动"。——译者注
④ 让·杜布菲，《发起书与所有后续著作》，巴黎，伽里玛出版社，卷一，第168页。

有疯癫才是艺术，只有疯子才是必然的创造者。他遗憾于没有找到最疯癫的作品，并在著作中清清楚楚地说"疯子的艺术比消化不良患者或膝关节疾病患者的艺术更重要"，并一再重申原生艺术不属于文化范畴（参见"不受任何文化影响的人 l'homme indemne de toute culture"的理论）。

现在除了在洛桑展出的原生艺术品外，在法国、比利时、意大利、德国……尤其是海德堡大学精神病诊所都有同类收藏。这些藏品是20世纪20年代由精神病学家普林茨霍恩为了进行医学研究，从当时欧洲一些主要的精神病院中收集到的一些前卫作品。然而普林茨霍恩的观点与杜布菲的完全不同，因为他试图依照自己的格式塔（Gestaltung）[1]理论，认为症状性的产物是有其文化价值的，因此应该属于科学论调的范畴。

"在太一（l'Un）体系下"[2]的作品问题仍然是针对主体的，并且尤其是关于精神病患者的主体的问题，其特殊的构思（谵妄、疯癫的创作、反常的理论）不会形成社会联系。总而言之，作者独创性原则的说法反映了主体统一的独特性这一信念，但这在某些我们感兴趣的创作者那里并不是显而易见的，尤其是

---

① 汉斯·普林茨霍恩认为，生命的孕育如同一种设计过程的分级结构。"人类身上进行格式塔冲动的心理根源的研究，我们揭示了在设计的推动力核心表达式的需要中，正是推动力滋养了整个心理现象"，参见汉斯·普林茨霍恩，《疯癫的表达方法：图画、绘画艺术、精神病院的雕塑》，布霍斯和韦伯译，韦伯主编，巴黎，伽里玛出版社，1984，第60页。

② 让-克劳德·米尔纳，《清晰的作品，拉康，科学，哲学》，巴黎，门槛出版社，1995，第14页。

那些所谓的 "支离破碎 / 缺乏条理" 的创作者那里。如果作品的概念意味着主体的存在，那么根据真理与知识之间分化的主体而言，精神病主体仍然是成问题的。在拉康的理论中，分化的主体，正是一个主体在幻想的结构中找到其稳定点，这个分化的主体与作为划杠、涂抹线的主体结合。也就是说，由于主体只是能指链的结果，一方面通过一个能指的呈现是为了（表示）另一个能指，另一方面，又和作为客体 a 的这部分享乐结合在一起。准确地说，此结合，是知识与真理之间的分化，知识属于能指链的一边，客体 a 属于真理的那一边，堵住了大他者的洞，并起到了填补大他者的作用，在知识有所缺乏（不圆满、不一致）的地方，在此处，知识造成了缺陷（不满足感，不一致）。因此，我们必须确定是什么使精神病的结构具有了特异性，并从现象学的角度阐明其主要的表现形式：解离，刻板……

　　拉康持续将观注点停留在实践层面，并寻求与结构不变量的相遇，尤其最大限度地接近图形与图画，根据它们，拉康通过波罗米结为我们带来了一种杰出的观点，使我们适应一种认识论的角度，致力于精神病概念的 "考古学（archéologie）" 研究。事实上，我们认为在弗洛伊德理论领域的概念启发下，临床经验可以找到正确的现象学基准，在古典精神病学传统中，还尚未被药理学效应侵蚀。因此，我们将重新审视（精神病学）史中出现的一些主要概念，尝试从精神病的因果关系角度区分与时代意识形态有关的假说（演化论、大脑定位论等），以及当时临床学家们面临的现实问题，他们明智的观察产生了一种症候学及特殊的疾病分类。

这种做法能使我们抽离出精神病学历史中一直存在的某些概念。依整体精神病学现象来看，它们一方面是"一些基础现象（phénomène élémentaire）"，隶属于结构观点中的某些类别，另一方面是它们的变化，心理自动化、幻觉、谵妄，及所有相关的精神病现象，如同新词、胡言乱语……或刻板症。

弗洛伊德的工作，把丹尼－保罗·史瑞伯（Daniel Paul Schereber）①妄想的语言重新提到大众面前，并从中提炼出一些法则（拉康之后提出新的看法，在其中区别了编码现象 phénomènes de code 与信息现象 phénomènes de message），形成一种看法。事实上，依据这种看法，所有那些属于谵妄的东西都是痊愈的尝试，当我们还在期望着药理学家，希望他们可以使用化学消除这一讨厌的症状时，弗洛伊德这一真正的革命和大胆的立场，在今天仍然保持着它的锋芒……

---

① 丹尼－保罗·史瑞伯（Daniel Paul Schereber，1842—1911），德国法官，患有三种不同的精神疾病。1884—1885 年，第一次被诊断为早发性痴呆（后来被称为偏执型精神分裂症或精神分裂症，偏执型）。在他的著作《我的神经疾病回忆录》（德语原名 Denkwürdigkeiten eines Nervenkranken）中，他描述了 1893 年至 1902 年的第二次精神病，并简要提到了 1884 年至 1885 年的第一次精神疾病。据西格蒙德·弗洛伊德（Sigmund Freud）的阐释，《我的神经疾病回忆录》在精神病学和精神分析史上成为一本有影响力的书。现有资料中没有关于 1907 年至 1911 年他的第三种疾病的个人描述，但相关细节可以在医院图表（Lothane 的附录）中找到。在第二次生病期间，他接受了保罗·弗莱希格教授（莱比锡大学诊所）、皮尔森博士（林登霍夫）和吉多·韦伯博士（皇家公共避难所，松嫩斯坦）的治疗，最终逝世于精神病院。——译者注

拉康重拾了这一关于谵妄的重建假设，并且用他所称之为的"圣状（sinthome）"来对之进一步概念化。这个仿造词式的命名是来自症状一词的旧式拼写，这是一个精神病的主体通过创造得以重建或者稳定的模式，一种建立在文字功能上面的重建。

灵感式写作

甚至在拟定他的论文之前，拉康已经对文字的功能感兴趣了，正如我们能在《灵感式写作：书写分裂》中看到的那样[1]，此标题从一开始就表明了书写分裂（Schizographie）这一概念的独特性，这个词是以话语分裂症／语言分裂症（schizophasie）一词为模板创造出来的。

依据对马塞尔案例的观察，这位患者"主动地"出产了大量的文字，但大部分都是缺乏条理的，与她讲的语言所具有的正常特征，以及智力功能的完整性形成对照。这个口语和书面语之间的分裂，"有着一种精确的机制"，这显然正是某些人（莱维·瓦伦西、米格尔特、拉康）称之为的"书写分裂（Schizographie）"。此文谈到了精神分裂症的问题，认为语言中存在一种固有的"功能上的分裂"。当拉康研究乔伊斯的著作

---

[1] 雅克·拉康，《灵感式写作：书写分裂》，摘自《论偏执性精神病与人格的关系，以及关于偏执的第一篇著作》，巴黎，门槛出版社，1975，第365—388页。

时，这种书写分裂的问题又将形成另一种新的表达。

马塞尔所说的都是"强加给她的表达"，"但并不是以不可抗拒的方式，甚至不是严格的方式，而是在一个已有且明确的模式下强加给她的"，这就意味着有一定的自由空间，还有着另一个主体。对于这些人而言，它涉及了"真正意义上的灵感"，"这些书写机制是确定的，它们复现了谵妄的妄想性片段：从中汲取灵感并进行继发性的诠释"。病人有一种谵妄性的信念，认为她的文章具有更高层次的真理，然而却承认有一种其未知的知识，这种知识与她进行交流，并且如果她不知道自己所写内容的意思，那么读者将会懂得："灵感是专门为收到文字的读者准备的"，因此"读者应该会懂"，她这样回答精神科医生关于她的文字的意思问题。她仅仅是传播者和接收者的中转。另外，拉康还强调了"主体只是具有高度张力的意义的中间人、抄写人"。

这些作者们更加关注的是那些被认为是精神病现象的真相的作品，而不是病人，并认为对文本本身的分析必须揭示"灵感①现象的内在机制"，因此病人所有的作品都被认为具有症状的特征。

---

① 雅克·拉康，《灵感式写作：书写分裂》，摘自《论偏执性精神病与人格的关系，以及关于偏执的第一篇著作》，巴黎，门槛出版社，1975，第375页。

这篇文章主要的参考文献来自吉尔姆·特列[1]（Guilhem Teulié）与卡尔·普弗斯多夫[2]（Carl pfersdorff），他们把语言障碍，以及当这些作品表面呈现其自动性时，主体对其自身病理性语言产品的态度放在第一位。普弗斯多夫使用了一种原创性的、"客观的"，几乎是语言学的文本分析方式，试图与失语症障碍的语言分裂障碍相结合。他特别描述了一种病人对自己说的东西的诠释方式。患精神病的主体根据自身的文体所作的诠释被形容为一种"语史学（philologique）"，并且"当存在语史学的诠释时，病人对词义没有反应；他也不再像躁狂症患者那样提供一种口头上纯粹的联想（谐音、押韵、叠韵、所谓的'外部'反应），而是只针对挑衅者带有批评意味的单纯口头特征的词语做出回应，不再考虑单词的意义"[3]。

普弗斯多夫，在其相当有创意的作品《语言分裂症，语言的范畴》（斯特拉斯堡大学医院，1927）中，概述了未来研究计划的项目，写道"《艺术与精神病学》一书的所有章节都没有写完，造型艺术与精神病患者的类似作品之间的关系已经被优先研究。诗歌艺术与精神病性的语言障碍都将值得进一步研究。同音联想（押韵）在躁狂症中的作用，紧张症患者中缺乏同音

---

① 吉尔姆·特列（Guilhem Teulié, 1903—1960），法国精神科医生，在皮孔城堡精神病院实习，第二次世界大战期间在维勒尤夫精神病院工作，担任诺伊夫－苏－马恩的布朗什疗养院的主任医生。——译者注

② 卡尔·普弗斯多夫（Carl pfersdorff，生卒年不详），精神病学家，于法国斯特拉斯保大学诊所工作。——译者注

③ 博本，《精神病理学中新造词与词汇研究的历史导论》，巴黎，马森出版社，1952，第243页。

联想的优势，在有韵律的诗歌作品和没有韵律的诗歌作品中都能找到对应的内容。德语头韵 Stabreimu，就是通过拟声法联想的类型"。[1]

拉康发现，马塞尔写作的一种强迫性特征成为其文章的主要特点，她特别通过这一点表现出来，即"其意象是纯粹听觉性的，以至于病人赋予它们好几种写法"，同音异义的诠释处于首位（La mais l'as 但，王牌，l'âmeest lasse 灵魂厌倦了，la mélasse 困境；la merle à fouine 干草叉上的乌鸫，la mère la fouine 黄鼠狼妈妈，等等）。他同样注意到节奏的重要性是可以通过"有时真正刻板的格言式表达"实现的，这些文字概念上的表达，并不比带有唱段的歌曲中可互换的歌词更重要。它们并没有形成旋律，但的确是旋律支撑了它们，这让它们的无 – 意义变得合理。[2]

当拉康关注乔伊斯的作品时，他发现许多与这些"灵感式写作"相似的特征，比如谜语。这种陈述寻求表达，并且乔伊斯很乐意在自己的写作与强加性的话语中表达这种陈述。那么，乔伊斯是想通过写作来阻止这种强加性的话语，并通过书写来分解它，还是说刚好相反，任由自己被话语的音素属性所摆布？作家解除了这一被强加的话语是为了自保，还是为了沉浸在其

---

[1] 参见卡尔·普费尔斯多夫，《话语分裂症，语言的类别》，摘自《精神病学临床的工作》，斯特拉斯堡，1927，第129页。
[2] 雅克·拉康，《灵感式写作：书写分裂》，摘自《论偏执性精神病与人格的关系，以及关于偏执的第一篇著作》，巴黎，门槛出版社，1975，第381页。

多音性中呢？依据拉康的假设，这种文字使想象界、实在界与象征界结合在一起，这可能就是为什么乔伊斯一生都在致力于写作。

扔进垃圾桶里的……一些小纸片

在我们的临床实践中，尤其是在医疗机构里，我们常常可以观察到精神病患者花很多时间进行一些书写或自发地绘画、手绘涂鸦以及更复杂的写作活动……我们曾经如此讶异于听到一位精神病医生说一位精神分裂症患者进行写作的活动。对于这位病人，写作对她来说非常重要，以至于必须要让她放弃写作并且出版的念头，因为这对她是有害无益的，医生隐藏的想法是从事这项活动会让她产生妄想！

与一位表现出行动缺失且缺乏活力的年轻人的相遇，强化了我们对于自发性作品的兴趣。当我们坚持要他讲话时，缄默的他会吼叫、敲打，有时扔出一个孤立的、零星的、总是相同的词，或一组词，总是相同的孤立、重复，有时是一个短句，只有3个字的句子："你说过！"……他会拼命地乱涂乱画，有时会出现几个字母，一个词，一个耳朵上总是戴着双环或是一对耳环的小人。毫无疑问，这表明他的耳朵就是幻觉现象的发生地。在经过多年努力与这样一个主体保持稳定的关系，同时建立了一种稳定的心理治疗工作后，我们发现，这位年轻人的绘画中出现了几个更早期的单词或句子片段，正如他小学作业本上的句子那样，他那时就能写出长句了。这段持久的关系让我们感觉到，他试图调整自己，让自己得以恢复和言语者的世界（le monde des êtres parlants）的联系。

这个例子以一种近乎滑稽的方式说明了一名临床工作者在想与某些精神病患者的主体建立治疗关系时，几乎总是会遇到困难，以及为了最终建立一个精神分析式的治疗工作而必须进行周旋的困难。从理论角度来看，出现的问题是我们称之为自动疗愈的东西、妄想甚至作品的阐述与在治疗工作过程中产生的干扰之间如何做出区分。

转移的范例，既是一种抵抗，也是分析治疗中必需的动力，这对应于我们面对精神病人的作品时的困难，这些作品既是"自闭症式的（autistique）"，也是"讲给大他者（adresse à l' Autre）"的东西。

对精神病患者的精神分析治疗很早就被看作是一个死胡同，但拉康鼓励我们不要放弃，并断言道："对弗洛伊德来说，偏执狂、精神病都是非常重要的，面对它们时，精神分析家绝不应该退缩。"[1]

精神病并不属于压抑的范畴，而是父姓的丧失（此拉康派的术语派生于弗洛伊德的术语丧失 Verwerfung），精神病并不如

---

[1] 雅克·拉康，《临床节选的序曲》，摘自杂志《奥尼卡·弗洛伊德领域的期刊公报》，第九期，1977，第12页。

同神经症那样，处于转移的动力中。至于精神病的治疗，精神分析家遇到的问题是从转移现象建立之后才开始变得明显的。事实上，在精神分析设置中，精神病患者会发现自己处于一种迫害的关系中，要么完全认同于大他者享乐的客体，要么完全处在颠覆无序的状态中。因此，让此主体保持与大他者的稳定关系，对于精神分析家来说是一个难题。然而，对文字功能的某些应用可以允许此主体与大他者进行平和的对接，这就是为什么我们对创作现象感兴趣的原因，（从拉康开始我们发现）杰姆·乔伊斯，这个公认的作家，他利用自己的作品与强加性的话语现象作斗争，这为学术界带来至少300年的研究工作，同样的也有史瑞伯，他通过写作向科学界表达自己的妄想观念，并通过这种表达获得了稳定的精神状况。

因此，症状并不被当作一种负面的东西，而是一种修补性的东西，这正是弗洛伊德从对史瑞伯案例研究中得出的观点，即精神病主体重建了世界，并不是为了更辉煌的真理，而是为了他能够再次生活在其中。他以其妄想的工作作为一种方式从而重建世界。"我们认为的病态作品，谵妄的构成，实际上是一种治愈的尝试、一种重建。"①

因此从最初阶段，精神病学的核心，以及通过历史概念，如基础现象学、妄想症、刻板症起，到后阶段，依据一种如同

---

① 弗洛伊德，《史瑞伯主席》，摘自《精神分析五案例》，巴黎，PUF出版社，1973，第315页。

社会联系的修复式创作现象的功能的分析，我们建立了一个文字功能的谱系。探索一些策略，即在转移关系中考虑文字的功能，这确实提供了有利的治疗前景。为了说明这一点，我们将描述一个明显涉及作品问题的临床片段，即通过转移，主体和文字功能的偶然性的东西连在一起，并且获得自身状态的暂时稳定。这实际上是一个新的具有主体性的位置。

无论（精神）结构如何，主体的这个问题是最重要的，因此我们一上来就先要讨论它。

2. 关于主体的问题

精神病的我思："在没有我的情况下，我的声音在思考"

有些问题是无法回避的。主体是什么？什么是太一（Un）？哲学，尤其是17世纪的哲学，似乎将个体的统一性当作一种确定性，但代价是将其中的疯癫删除了。

福柯在其疯癫的历史背景中解读了笛卡尔的我思（cogito），显示出笛卡尔将疯癫排除在外，并且因此他提出的假设是，这种抛弃的立场允许了"严格封闭"制度与疯人院的诞生。疯癫被排除在怀疑的主体之外，"我们可以假设我们做梦［……］相反地，即使通过思考，我们也不能假设我们是疯狂的，因为疯狂恰恰是不能思考的前提条件"①。疯癫排斥认知性的思维，因为此处我思（je pense）并不包含一种我在（je suis）的反思。埃米尔·贾利②还注意到这种被笛卡尔排除在外的疯癫，使他摒弃了某些观念，包括否定的想法（否定性谵妄）。事实上，这排除的是"不思"以及"不存在"的观念，因此围绕着一个可能是非常极端的忧郁症的位置，诸如在科塔德综合征中表现的那样，主体不再拥有器官，成为不死之身，因为他已经死了，在时间和空间中是无限的。另外，应该指出的是，这种抑郁的思想是

---

① 米歇尔·福柯，《古典时代疯狂史》，巴黎，伽里玛出版社，1972，第57页。
② 埃米尔·贾利，《笛卡尔式的怀疑与否定性谵妄》，普萨，普萨大学，1994，第135—144页。

一种关于分化主体未知的真实表达。拉康在《幻想的逻辑》中通过"或我不思或我不在"来表示我思（cogito）。

缺失身体与局部性的假想使笛卡尔提出了怀疑、"夸张的"方法论，他这样写道："……我可以佯装我没有身体，我不存在于任何领域、任何地方；然而［……］对此我无法佯装我不存在"[①]，拉康在《幻想的逻辑》中用"翻转的故[②]（ergo retourné）"这一表述更进了一步，在其中，他把我思的否定与我在的否定相互交替："或者我不思，或者我不在"，这表示我不在我思的那个地方，我在的那个地方我不思。

笛卡尔遇到了主体的确定性。这种确定性，被他通过一种理性行为废除了，把这种真实转到了大他者的地方（上帝或邪恶的魔鬼[③]），通过这种办法，大他者避免了抑郁的立场，"玻璃的身体（corps de verre）"，瓦解的身体。这就是为什么"我思，故我在"成为了我们反思的题材，并且再次被精神分析家们探讨。弗洛伊德对笛卡尔的梦很感兴趣，但却没有从中得到任何重要或本质性的东西。[④]不过，拉康反复提到我思（cogito），这

---

① 勒内·笛卡尔，《论调·卷四》，NDF出版社，第148页。
② "故"的翻转，我思，故我在："Je pense, donc je suis"，指其中的"故"。——译者注
③ Malin Génie，恶魔，邪恶的魔鬼，也称为笛卡尔的恶魔，恶意的恶魔和邪恶的天才是笛卡尔哲学中最突出的认识论概念。笛卡尔在他的1641年《第一哲学沉思集》的第一篇中，想象到一个"最大的力量和狡猾的邪恶恶魔已经竭尽全力欺骗了我"。——译者注
④ 弗洛伊德，《给马克西姆·勒罗伊的信，关于笛卡尔的某些梦》，《精神分析的法语杂志》，XLV，1981，第1期；弗洛伊德，《弗洛伊德全集》，卷十八，巴黎，PUF出版社，1994，第237页。

成为了他教学中不可忽视的组成部分，尤其使他阐明了陈述
（énoncé）与发言动作（énonciation）之间存在的划分（clivage）。
因此，试着确定精神病主体的位置是很有意思的。按照一个不
属于压抑的模式，这个主体是未分化或者分化的，这种（主体
的）位置通过一位患有精神分裂症的分析者的话得以很好地体
现出来："在没有我的情况下，我的声音在思考。"正如弗洛伊
德明确地说，精神病患者似乎交付给我们其"袒露的无意识
（l'inconscient à ciel ouvert）"，精神病的现象学以一种"否定
（négatif）"的形式展现了那些在神经症中仍然未知的东西。在
《精神病》的讨论班上，拉康自询，因为在他看来成问题的更多
的是神经症的压抑……为什么神经症患者意识不到语言在独自
讲述？这一视角上的反转让我们去重新思考那些可能是幻觉性
的东西，即"精神上的自动化（automatisme mental）"或一些
"基础现象（phénomènes élémentaires）"。

　　虽然大部时间都在逃避这个问题，但这个我思（cogito）的
问题仍然是精神病学的大部分概念预先假定的核心。因为，例
如，尤金·布洛伊勒（Eugen Bleuler）①在其针对精神分裂症与
心理功能分裂的工作框架中所用的方式，分裂来自 Spaltung 和

---

① 　尤金·布洛伊勒（Eugen Bleuler, 1857—1939），瑞士精神病学家，以对精神病的研究和创
造"精神分裂症"一词而闻名。——译者注

Zerspaltung（分化"scission"和裂变"fission"[①]）这两个词。因此，结果即是"个体失去了其统一性"。

当精神科医生提出精神病的诊断时，在精神病的症候学中有哪些特殊的元素？这是卡斯泰医生在1970年提出的问题。他进一步提出了"论调中的某种失调，这通过话语或者行为表现出来"，注意到"这种论调逃脱了一般规范，并不处于我们可以理解的范围中"，"正因如此，当一个PHC（慢性幻觉性精神病）病人给我们讲述一些本身非常有趣的故事时，以我们通常的语言习惯来看，这些故事听起来既不有趣，也不连贯"。拉康回应[②]了这点，他认为"完全看不出一个PHC病人的话语会与我们通常的言辞有所不同……"他（这个病人）能听到一些我们听不到的东西，这是因为我们是聋子，按照通常的论调，如果说有什么东西在表达的话，那就是一个PHC病人（在表达）。并且，他注意到精神病学的症候学总是处于初步探索阶段，因为它总是不能给出一个关于幻觉的精确定义……

这里又有一个视角的反转，一致性／前后连贯变得不再是原来的东西了……但是我们可以观察到，在非精神分裂症患者

---

① 参见文章《主体的分化"袒露的天空"：塞格拉斯与精神运动幻觉的发明》，总编辑索瓦尼亚特，《主体的分划与多型人格》，雷恩，PUR出版社，以及收录在《临床心理学》（2002年9月杂志）中的文章《德克莱兰博，从症候群到结构》。（克莱兰堡）

② 雅克·拉康，《精神分析对精神病学的贡献》，源自亨利–鲁塞尔医院的马格南露天剧场举行的会议记录（未出版），巴黎，1970。

的"论调"[①]中看到一个象征化的逻辑，在精神分裂症患者的言辞中看到一个其自身固有的"暗指"逻辑，此逻辑可能会导致意义的断裂。另外有许多的答案，意义的断裂、阻碍，组成了那些曾经被称作"刚塞综合症[②]（syndrome de Ganser）[③]"的元素……严格来说，它并不涉及无—意义（Non-sens），而与一种似乎逃离了中心点的论调相关。此论调的特点是（逻辑的）不一致，这和幻觉与谵妄观念一样，是精神分裂症障碍A级类别的诊断六标准的其中一部分。术语表中给出的定义是这样表述的——顺便提一句，其中既没有出现自相矛盾，也没有自闭和不一致，而是："（病人）言语的大部分内容是令人费解的。这是出于下面一些原因：在一些词、说法或句子之间缺乏逻辑上

---

① 在精神分裂症患者"论调"的词组中，我们使用了术语"论调（disours）"，是依据推论形式的意义，而非社会联系方面的意义。前者是拉康在 L'envers de la psychanalyse（精神分析的反面）这一讨论班中的定义（拉康，《讨论班，第十七本，精神分析的反面》，巴黎，门槛出版社，1991）。

② 又称心因性假性痴呆，它的特点是意识模糊、行为幼稚、当应即答、伴有荒谬的回答、愚笨而带有戏剧性。患者回答问题时表现出能理解问题，但作近似而不正确的回答，常伴有时间、地点和人物的定向障碍。临床上有两种表现，一类为假性痴呆，患者能理解语句，但回答错误，即使极简单的问题也是如此，给人以故意答错的印象，多见于癔症。另一类为童样痴呆，患者的言语、表情均像儿童，也常见于癔症。此综合症发作前往往伴有明显的精神创伤。——译者注

③ 刚塞，《1897年10月23日在哈雷举行的德国中部精神病医生和神经学家会议》，摘自《精神病学档案》，×××，1898，第633页；《精神病学的发展》，58期，1，1993，（法）艾伦译；刚塞，《一种特殊的衰落状态》，摘自《主体分划与多重型人格》，PUR出版社，第65—70页，（法）索瓦尼亚特（索瓦尼亚特）译；刚塞，《对衰落状态理论的贡献》，摘自《主体分划与多重型人格》，摘自《精神病学档案》，×××，1898，第71—79页；索瓦尼亚特，《刚塞综合症的论战：在装病、歇斯底里和紧张症之间》，摘自《主体分划与多重型人格》，雷恩，PUR出版社，第56—63页；查马雷特，《刚塞综合症及其历史危害》，摘自《精神病学档案》，×××，1898，第81—91页。

的或可理解的联系，过度或频繁地使用不恰当或者不完整的句子，或在交谈时突然改变话题，使用特殊的词，并且在语法结构上是混乱的。"[1]

这种观念的不一致性[2]被佛朗西斯·洛伊雷特[3]（François Leuret）在1834年精确地区分出来。此后，在对精神分裂症的分离综合征的描述中，我们注意到了其中的不调合：思考过程的加速，言语分裂，言语混乱且不连贯，胡言乱语症，概念的错乱，东拉西扯，（言语）溢出，谐音的联想，言语冲动，句法的更改。在精神分裂症患者的论调中，陈述行为的（不可捉摸的）主体似乎成了问题，布洛伊勒的"分裂（dissociation）"概念试图确定这一（主体的）不连续性。这正是促使我们去澄清划分的分裂概念及分化的内容，以及去明晰主体分化中联想中断的历史。[4]

分裂，从联想中断到主体的分化

主体是或可能彻底地变成其本身思想的异物这个观念，引

---

[1] 美国精神病协会，《精神障碍诊断和统计手册》（1980，翻译为法语，1983），第3版，卷二，巴黎，马森，第207、209、391页。

[2] 参见汉斯廷根，《法国对精神分裂症临床的贡献》，摘自《联会》杂志，第79期，10月，第61—76页。

[3] 佛朗西斯·洛伊雷特（François Leuret，1797—1851），法国解剖学家和精神科医生。——译者注

[4] 参见法比安娜·于拉克，《分裂，从解离到主体的分化，概念的起源与演变》，摘自《精神病学的发展》，科学与医学出版社，爱思唯尔萨斯，2000。

导我们对分裂（dissociation）概念的演变与起源进行质询，这在
精神病学中变得非常重要，以至于我们几乎忘记了此分裂的概
念导致了很多混乱。此概念在20世纪初被应用在精神病学的症
候学中，正是布洛伊勒推广了它的使用。然而，他使用的术语
Spaltung（德语：分裂）的德语翻译也引发了一种混乱，在稍后
DSM-IV及其中《分裂性障碍》①一章中变得更加混乱。分裂症
状的历史是与失语症的历史并行的，因为正是在这种模式下，
精神病的概念才逐渐成形。卡尔·韦尼克②（Carl Wernicke）使
用神经学的图解澄清了精神病的症状学，因此为了解释失语症
与精神病而引入了联想中断（séjonction）这一概念，并试图扩
展到整个精神病理学领域。以此理论为出发点，利用艾米·克
雷佩林（Emil Kraepelin）③与弗洛伊德的理论，布洛伊勒塑造了
分裂的概念，且之后反驳了"早发性痴呆（démence précoce）"
这一术语。他认为此术语含糊不清，因此发明了"精神分裂症
（schizophrénie）"（此术语来自希腊语skhizein，"裂开，分开，
剥离"以及phrên，"精神"）。弗洛伊德通过对癔症的观察，从
而开始描述分裂，把问题从神经症的领域转移到了精神病的领

---

① 此章节条目涉及到的定义主要借鉴了皮埃尔·雅内与西格蒙德·弗洛伊德的相关理论。
② 卡尔·韦尼克（Carl Wernicke，1848—1905），德国神经病学家，失语症专家。主要成就是
　发现了"感觉性失语症"，并完善了"经皮质失语症"假设。主要著作有《失语症症状复
　征》（1874）、《失语症》（1878）、《布雷斯劳精神病诊所的疾病概念》（1889—1890）、《脑疾
　患教科书》（1890）。——译者注
③ 艾米·克雷佩林（Emil Kraepelin，1856—1926），德国精神病学家，现代精神病学的创始
　人。——译者注

域，使倒错从压抑转入划分的范畴。

拉康，最终，再次对弗洛伊德的作品加以评论，从自我的解离（Clivage；Ichspaltung，1938）[①]一直回溯到《科学心理学大纲》（1895）[②]的引论，目的是从中提炼出主体的分化（division du sujet）这一概念。他通过给予分化的主体（sujet divisé）一种科学的主体（sujet de la science）的地位的条件，从而赋予了这一概念认识论的维度。他参考了亚历山大·柯瓦雷（Alexandre Koyré）[③]的认识论[④]，对于柯瓦雷而言，科学的主体被划分为从原因的"问题化"中产生的知识（数学实在论）和原因本身，而不是真理，主体从而被排除在现实规律的知识之外。精神分析，它，在实在中推论出一个主体："无意识的主体，即弗洛伊德的Es（本我'ça'），如同图式L[⑤]中的第四个术语，在大他者的能指系统中被排除在外，但却随着能指的游戏（le jeu）变成真正的主体，使游戏变得有意指[⑥]"，换种说法，变成了划杠的s（主体）。就另一方面而言，我们可以注意到，其中同样也存在主体的分化，科学的主体这一概念包含着一种认识

---

① 弗洛伊德，《防御过程中自我的解离》（1938），摘自《结论，观念，问题》，巴黎，PUF出版社，1985。
② 弗洛伊德，《科学心理学大纲》，摘自《精神分析的诞生》，巴黎，PUF出版社，1979。
③ 亚历山大·柯瓦雷，1892年8月29日—1964年4月28日，俄裔法国哲学家。——译者注
④ 亚历山大·柯瓦雷，《论哲学概念对科学理论发展的影响》，摘自《哲学思想史研究》，巴黎，伽里玛出版社，1971，第253—269页。
⑤ 雅克·拉康，《书写》，巴黎，门槛出版社，1966，第53页。
⑥ 雅克·拉康，《书写》，巴黎，门槛出版社，1966，第551页。

论的立场，这就是精神分析家在追求实践（弗洛伊德领域的实践praxis）的科学性时必须采用的立场。

从结构上看，主体的分化不同于精神病的分裂（Spaltung），但从临床现象的水平上来看，它可能会引起混淆。分裂的概念同样被用在癔症与精神病中①。因此，在对这两种病理学的诊断上，两者的混淆并不罕见，虽然癔症与精神病非常不同。布洛伊勒建立的分裂（Spaltung）［分裂（dissociation）］②这一术语与由菲利浦·查斯林（Philippe Chaslin）③在1912年提出的"不一致（discordance）"很接近，后者是指"言语上不一致的疯癫"，以及被斯特兰斯基（Stransky）描述为一种"精神上的运动失调（ataxie intrapsychique）"，所有的术语都表达一种精神统一性的断裂。

分裂可能会以不同的方式呈现出来，更常见的是，在所谓的思考过程障碍中暴露出来（思维阻隔，反刍，偏移，凝结，停滞，漏洞，等等），特别是当出现一种"意向及逻辑结构缺陷"时。然而它们只不过是外部的迹象，因为分裂是一种深层的过程，它渗透到整个人格中了。布洛伊勒 和保罗·吉罗（Paul Guiraud）④认为，分裂在本质上是一种"通常是具有创造

① 参见马勒瓦尔，《歇斯底里的疯狂与分离性精神病》，巴黎，帕约出版社，1981。
② 但需要注意Spaltung这一德语术语与布洛伊勒的"分裂dissociation"并不相符。
③ 菲利浦·查斯林（Philippe Chaslin，1857—1923），法国精神科医生。——译者注
④ 保罗·吉罗（Paul Guiraud，1882—1974），法国精神分析家、精神科医生。——译者注

性的自我概念的动力成分在整合上的缺陷",或"自我对于人格某些重要组成部分的不承认"。

事实上,正如我们已经注意到的,分裂症状和失语症的历史是同时开始的。一位患有失语综合征的病人可以思考、阅读、理解,但他既不能进行口头表达,也无法书写;在一例特殊的失语症案例中,病人仍然可以理解论调的意义,可以通过书写表达自己,但却无法使用语言。如果是失写症,病人仍然可以讲话,却无法书写。因此,这表明心理功能是可以互相解离的,其中某些功能却能得以保存,其他的则不会。就这样,从失语症的模式出发,我们制作了精神病的某种模式,这或多或少直接弥漫到精神病学的理论中。显然,临床学家们越来越多地谈到"分裂综合症(syndromes dissociés)",因而形成了一种神经症障碍与精神病障碍之间的混淆。

韦尼克与联想中断的假说

"联想中断"的概念启发布洛伊勒制作出"分裂"概念的雏形。"联想中断",这一主要概念正是韦尼克在1874年构想的精神病理学所有观点的基础,在他对大脑解剖的研究《失语症的症候症》[1]中,描述了那个以他的名字命名的临床解剖的实体,

---

① 卡尔·韦尼克,《失语综合症》,弗罗茨瓦夫,科胡·韦格特出版社,1874。

并阐述了一种语言生理学，其中已经出现了他未来的精神疾病理论的萌芽。

更早期，在 1861 年，皮埃尔 - 保罗·布罗卡（Pierre Paul Broca）[1]已经证明了一个事实，大脑左额叶第三个脑回的损伤会导致严重的伤害，甚至是口语全面性的伤害，语言功能的其他部分与智力却可以未受损害。韦尼克曾经推断，口语的损伤和毁坏可以假定在大脑的左前叶第三回存在一种病变。接下来他描述了另外一种障碍，口语功能良好，但语言理解能力被损伤，这都可以解释为大脑左前叶第一回的病变。因而，他认为，可以把语言能力的分裂与大脑特殊的病变联系起来。

因此，大脑解剖与失语症的研究引领韦尼克提出心理反射（réflexe psychique），并把它作为心理功能的定律，构想了此种类型的心理现象的定位学，并使它们的定位成为可能，从而把障碍机制解释为"一种我们熟知的连续性的断裂或者中断"[2]。

初期，他将这一生理心理理论应用于失语症，随后，他认为某些精神病症状同样也与运动端相关，例如"心理病灶症状（法语，symptômes en foyer psychique；德语，Psychische Herds-symptome）"[3]。他认为经皮质的失语症与精神病有真实的同源

---

① 皮埃尔 - 保罗·布罗卡（Pierre Paul Broca，1824—1880），法国外科医生、神经病理学家、人类学家，也是最早发现大脑左半球语言中枢的生理学家。——译者注

② 伯卡德，《韦尼克的精神病学的概念》，摘自《斯特拉斯堡大学临床研究》，IX，1931，第43—141 页。

③ 或是依索瓦尼亚特，翻译为"（神经刺激）焦点的精神症状"。

关系，"是通过经皮质的途径①处于同一个地方②上面的"，他接下来把失语症的机制扩展到所有言语现象中。他对精神病中言语现象的重要性这一直觉，可以说，与稍后拉康的论证是相吻合的。并且拉康着重指出，这是唯一能确定精神病鉴别诊断的标志。

韦尼克，在未低估精神病与失语症之间存在的区别的同时，也强调了同源性，他整个理论都是基于这样一个观点，即精神疾病就如失语症一样，特征首先取决于其真实或者假定的大脑定位。他认为"把多种印象联系起来形成概念、思想和意识[……]是一种被狄奥多·梅涅特（Theodor Meynert）③称之为联系系统（sysèmes associatifs）④的那些神经纤维的功能"。这种联合一旦建立，就会在大脑某个地方留下痕迹……然后概念因此而通过一种解剖学及空间的概念显示出来，"大脑皮层是一种意识器官，是解剖学的基础，是一个部位"⑤。

他在此系统的基础上，提出了联想中断（séjonction）的基本概念。克雷佩林之后以不同的形式再次采用了此基本概念，

---

① 卡尔·韦尼克，《再发意识》，摘自《心理学杂志》，第36期，参见索引第28项，1880。

② 伯卡德，《韦尼克的精神病学的概念》，摘自《斯特拉斯堡大学临床研究》，IX，1931，第54页。

③ 狄奥多·梅涅特（Theodor Meynert，1833—1892），德裔奥地利籍神经症理学家和解剖学家，主要以在解剖学中寻找精神病的病因而著称。——译者注

④ 卡尔·韦尼克，《失语综合症》，弗罗茨瓦夫，科胡·韦格特，1874，第4页。

⑤ 卡尔·韦尼克，《精神病学专家》，第2版，莱比锡，蒂姆出版社，1906；伯卡德，《韦尼克的精神病学的概念》，摘自《斯特拉斯堡大学临床研究》，IX，1931，第61页。

然后是布洛伊勒，目的是定义早发性痴呆这种严重的心理改变。韦尼克把这种联想中断的基本概念，当作一种所有精神病的共同现象，因此把它定义为一种联合链接的中断，这导致人格结构变得松散，"甚至会导致个体的分裂，导致在一个清醒的主体身上，共存着一些对于正常思维来说不可兼容的东西"[①]。因此，一个人在确切体会到周围友好环境的同时，也相信受到来自同一环境的威胁及迫害。正是这种联合性的联想中断在一位病人身上引发了笑声，然而他提到的东西却恰恰更应该哭泣。依据韦尼克，这种联想中断的现象，我们在所有运动性倒错的症状，副动力学（Parakinetiques）的症状的基础上都可以发现。大部分急性精神病的征兆同样也是这种联想中断直接或间接的结果。对韦尼克来说，这是一个决定性的基础现象，"在意识的统一体中留下深深的切口。这在急性精神病之后接踵而来的偏执状态中，最终改变了人格"。当"联系上的断裂（les ruptures associatives）达到某种程度，最终会形成一种无法医治的痴呆症"[②]。如果联想中断发生于一些连接着感觉投射中枢和知觉中枢的路径时，源于感知中枢的刺激将会造成幻觉的产生，这些幻觉"在病人的意识中，显得与他自己格格不入，它们闯入到

---

① 伯卡德，《韦尼克的精神病学的概念》，摘自《斯特拉斯堡大学临床研究》，IX，1931，第68—69页。

② 伯卡德，《韦尼克的精神病学的概念》，摘自《斯特拉斯堡大学临床研究》，IX，1931，第69页。

他的意识中，并被赋予了或多或少的明显的感觉特性"①。幻觉的本质是由被触及的感官中枢（视觉、听觉、嗅觉等）决定的。韦尼克同样利用联想中断的概念来解释原生概念（idées autoch-tones）与强迫观念之间的不同：原生概念，从术语学的角度来看，它更多地对应于一些"奇怪的""被遣送来"的观念，也就是说一些受到影响的观念，它与强迫观念有着明显的区别。在原生概念的案例中，它可以产生出"一种局部性的断裂"②，病人当时坚信"即使他相信周围人是知道自己的这些思考的，在他思考的正常过程中，这种观念还是以一种奇形怪状的方式引入进来"③，而在强迫观念的案例中，联想构造的完整性是被保存下来的。

言语幻听与原生概念通过语言表达，它们都是（大脑）颞叶兴奋的结果，这个或另一个现象的出现取决于兴奋的精确位置。其中拥有一种"联想中断"的独特机制，"因此仅仅是联想中断的位置决定了症状的本质"④。在韦尼克的理论中，只有这种联想中断的现象可以解释他称之为的"人格意识"，即"构成

---

① 伯卡德，《韦尼克的精神病学的概念》，摘自《斯特拉斯堡大学临床研究》，IX，1931，第70页。

② 伯卡德，《韦尼克的精神病学的概念》，摘自《斯特拉斯堡大学临床研究》，IX，1931，第71页。

③ 伯卡德，《韦尼克的精神病学的概念》，摘自《斯特拉斯堡大学临床研究》，IX，1931，第72页。

④ 伯卡德，《韦尼克的精神病学的概念》，摘自《斯特拉斯堡大学临床研究》，IX，1931，第72—112页；伯卡德，《再发意识》，摘自《心理学杂志》，第36期，参见索引第28项，1880，第162页。

了自我表象的大型复合体"，并且"也可以说，它脱离了曾经惯于支配的运动机制。像一位观众，处于获得独立自治，或已经停转的运动现象对面时，就开始遭受到了影响"①。

事实上，这整个非常复杂的系统都是建立在这样一个心理机制的基础上的，"它只有在表面是心理上的，但实际上，很明显是一个象征着心理反射弧的几何图示的移置"②。此概念对于韦尼克而言，不仅仅只是一种象征，或一种论证的方式，而是被视作一种帮助，真正地给予他"一种简洁的，心理机制的真实解剖学"。

尽管做出了这种漂亮的（理论）构建，也因其假设说存在着复合、混杂或综合型的精神病，韦尼克却无法做出精确的诊断，因而也无法单独孤立出某种疾病。布洛伊勒相反，他把精神分裂症（schizophrénie）这一疾病范畴放置到联想断开 / 分裂这一独特概念下，而韦尼克认为（精神分裂症）包含了太多的临床实体，从而变得过于宽泛③。因此韦尼克无法使用他的联想中断提出一种结构性的诊断。正如弗洛伊德所述，他只提供了一些解决问题的基本元素，因为他通过局部脑部受损对于语言

① 卡尔·韦尼克，《再发意识》，摘自《心理学杂志》，第36期，参见索引第28项，1880，第440页；伯卡德，《韦尼克的精神病学的概念》，摘自《斯特拉斯堡大学临床研究》，IX，1931，第80—81页。
② 伯卡德，《韦尼克的精神病学的概念》，摘自《斯特拉斯堡大学临床研究》，IX，1931，第111页。
③ 艾伦，《精神病的理性批判，精神分裂症理性史的要素》，图卢兹，埃雷斯出版社，1999。

的病理障碍的解释，仅仅打开了"语言的生理学过程的理解，简言之，这就如同［……］一个大脑神经反射"①之路。弗洛伊德在承认他在其他方面的贡献的同时，也对其定位论的理论提出了质疑，并提出了一种功能性的解释。

布洛伊勒，从联想中断到分裂

正如我们前面提到的那样，关于精神病的研究，布洛伊勒预先提出了精神分裂症这个"暂时的概念（concept provisoire）"，这似乎更好地回应了"新的心理学概念"②的要求。由于便捷的原因，他写道："我使用这个词的单数形式，虽然此群组可能包括几种疾病。"③精神分裂症的概念应该成为一块试金石，从它开始重新构建整个精神病理学；分裂的症状，被他单独拿出来看作是精神分裂症的基础症状，形成结构性的诊断，并且通过用这种相同的方法，达成了他理论的一致性。在重新定义了精神分裂症群组的疾病分类的边界之后，他选择把"分裂（scission）"作为基础症状是基于这一事实上的，即这一疾病的所有其他症状都是由此而来的，期望借此证明心理功能的

---

① 弗洛伊德，《对失语症概念的贡献》，巴黎，PUF出版社，1983，第53页。

② 尤金·布洛伊勒，《早发性痴呆或精神分裂症群组》，巴黎，埃佩尔、希腊出版社，1993，第40页。

③ 尤金·布洛伊勒，《早发性痴呆或精神分裂症群组》，巴黎，埃佩尔、希腊出版社，1993，第44页。

分裂是精神分裂症最重要的特征之一。因此，分裂成为一块主要部件，整个图景应该围绕着它重新构建，它的呈现或缺失决定着鉴别诊断。这种解体［法语，dislocation；德语，Spaltung（分裂）］将是系统性的，根据情结被制造出来，并且是导致心理过程瓦解的原发性缺陷的结果。

布洛伊勒区分了Spaltung（德语，分裂）的两个时刻，原初的解体（德语，Zerspaltung primaire；法语，fission），对应于一种真正的解体，Spaltung严格意义上说，更倾向于"思想解离成不同的分组"①。他可能从韦尼克创造的联想中断（séjonction）开始，就已经形成了分裂的概念，这成为了其临床与理论架构的基础。在他的著作《早发性痴呆或精神分裂症群组》（Dementia praecox ou groupe des schizophrénies，1911）中，他特别引证韦尼克与克雷佩林的作品（此外，他重拾了韦尼克的某些联想中断的假设），同样也受到了弗洛伊德作品的启发。

在这部作品中，介绍完分裂的概念之后，布洛伊勒指出关于早发性痴呆，他的理论与斯蒂芬·茨威格②（Stefan Zweig）和奥托·格欧斯③（Otto Gross④）的理论之间的相似性：一个是剥

① 拉普兰切、庞塔利斯，《精神分析词汇》，巴黎，PUF出版社，1971，第435页。
② 斯蒂芬·茨威格（Stefan Zweig, 1881—1942），奥地利小说家、诗人、剧作家、传记作家，深受罗曼·罗兰和弗洛伊德等人的影响。——译者注
③ 奥托·格欧斯（Otto Gross, 1877—1920），奥地利的精神分析家。是弗洛伊德早期特立独行的弟子。——译者注
④ 奥托·格欧斯，《命名法》，摘自《神经学中心杂志》，莱比锡，法伊特与康普出版社，1904，第1144页。

离性痴呆（dementia dissecans），另一个则是分离性痴呆（dementia sejunctiva）。在一封写给弗洛伊德并在之后出版的信中，格欧斯指责布洛伊勒为了以"精神分裂症"[①]术语的名义介绍它，而曲解了分离性痴呆的名称。

事实上，布洛伊勒强调这个"痴呆的术语并不适合，联想中断并不是完全合格的，也不适合正确地定义精神分裂症"（参见格欧斯[②]与布洛伊勒[③]）。针对"意识的瓦解"，格欧斯提出更喜欢使用"分裂（scission）"这个词，因为"意识无法瓦解，只有其内容才有可能……"。我们发现"……无意识中的分裂完全和在意识中一样，并且'瓦解（désagrégation）'这个术语无法包含与某些联合性情结特别强烈的关系"[④]。他同样也表明不同意使用长期以来被用来描述和他的临床观察类似的东西的术语"分裂"，因为此术语同样也指示其他的东西，比如，"全身瘫痪者的意识内容的减少"[⑤]。这可能带来误解。

虽然布洛伊勒承认其分裂的概念与韦尼克的联想中断的概念大部分吻合，但他却抛弃了后一概念，因为韦尼克系统性的

[①] 奥托·格欧斯，《关于意识的衰败》，姆日尔精神病院，XV，第45页。

[②] 奥托·格欧斯，《关于意识的衰败》，姆日尔精神病院，XV，第45页。

[③] 尤金·布洛伊勒，《早发性痴呆或精神分裂症群组》，巴黎，埃佩尔，希腊出版，1993，第44—45页。

[④] 伯卡德，《韦尼克的精神病学的概念》，摘自《斯特拉斯堡大学临床研究》，IX，1931，第462页。

[⑤] 伯卡德，《韦尼克的精神病学的概念》，摘自《斯特拉斯堡大学临床研究》，IX，1931，第462页。

角度似乎与临床并不相符。韦尼克的症状学概念，"是如此精妙地构建，并有观察的支持，但它们却是没法使用"，"他的联想中断不仅仅包含思维阻隔，也同样具有分裂的其他形式，有着完全不同的心理及疾病分类学的意义……在其概念上建立疾病分类学图表是一项不可能的大胆事业"①。因此，他的分裂（scission）概念与"联想中断（séjonction）"非常接近，但是布洛伊勒认为韦尼克的论断过于广泛，过度以解剖生理学为基础，"比如联想中断会导向心理的消化停滞，因此会寻求其他的方式抵达大脑神经的其他不合适的部分，并因此而产生妄想与幻觉。我们高兴地知道所有这些都被排除在分裂（scission）的概念之外"②。

如果布洛伊勒只承认部分地继承了韦尼克的观念，那么他从一开始就认识到自己所有关于"整个早发性痴呆概念"是得益于克雷佩林的③，以及更清楚地意识到受弗洛伊德研究的启发，当他写道"试图进一步深入病理学的一个重要部分时，全部使用的是弗洛伊德关于早发性痴呆的观念"，尽管弗洛伊德不停地说到早发性痴呆并不是一个好的概念……④

---

① 伯卡德，《韦尼克的精神病学的概念》，摘自《斯特拉斯堡大学临床研究》，IX，1931，第374页。

② 伯卡德，《韦尼克的精神病学的概念》，摘自《斯特拉斯堡大学临床研究》，IX，1931，第462页。

③ 伯卡德，《韦尼克的精神病学的概念》，摘自《斯特拉斯堡大学临床研究》，IX，1931，第37页。

④ 弗洛伊德，《精神分析五案例》，巴黎，PUF出版社，1954，第318页至第319页。

弗洛伊德与无意识的假设：从压抑到解离

在承认其临床用途的同时，弗洛伊德确实认为早发性痴呆并不是一个有价值的概念。完全像布洛伊勒一样，他认为，克雷佩林"完全有理由把之前被称为偏执的东西的大部分内容单独分离出来，并把它们和紧张症以及其他的疾病实体放在一起，形成一个新的临床实体"①，但是"早发性痴呆（démence précoce）"这一术语对于他而言似乎是一个糟糕的选择。他建议使用"妄想狂（paranoïa）"这个术语，在他看来，这似乎是一个好的理论概念。他同样也批评"精神分裂症（Schizophrénie）"这一术语，它正是布洛伊勒为了表示整个此疾病实体而创造的。在他看来，我们确实很长时间以来都忘记了它字面上的意思，"因为没有这个词，如果我们只是用这个词来指示一个理论后来提出的特点的话，我们就无法判断这一疾病的本性。此外，这一特点并不仅仅属于这一疾病，而且根据其他考虑，它也不能被视为其基本特征"②。仅根据一个症状，推论出一种诊断类别，对他而言似乎是有危险的，如同通过疾病的起因来鉴别症状。因此，他提议，为了形容早发性痴呆，"妄想痴呆（paraphrénie）"这一术语更加适合，它更好地标示

① 弗洛伊德，《精神分析五案例》，巴黎，PUF出版社，1954，第319页。
② 弗洛伊德，《精神分析五案例》，巴黎，PUF出版社，1954，第319页。

出精神病领域的统一性，即使这一术语被分成两个分支——精神分裂症与妄想狂。

然而弗洛伊德的精神分析临床并没有显示出对病理学的关注，而且在他看来，将一个基本概念建立在病理学的范畴上是非常错误的。他建立的基础概念只涉及结构，并且出于此原因，他对布洛伊勒针对精神分裂症的（*Spaltune*; schizophrénique）假设提出了异议，如同不那么算得上临床工作者的韦尼克的"谵妄性的（délirantes）"理论一样，不让他满意。分裂并不是弗洛伊德的概念，他更喜欢用"解离（clivage）"这个术语，尽管弗洛伊德很少使用这个词。分裂更接近皮埃尔·雅内（Pierre Janet）①的一个概念，对他而言，心理解离要么是"心理综合能力弱"的结果，要么是因为原发联想能力弱。

对于弗洛伊德而言，甚至在心理装置的内部，在意识与无意识之间也存在着一种原初的解离（参见他的第一拓比理论），正是此解离的概念促生了原初压抑的概念，布洛伊勒也许把它称为裂变（Zerspaltung / fission）。因此，弗洛伊德在认识上做了一个彻底的改变，引入他自己的无意识（inconscient）概念，建立了精神分析。无意识的假设并不需要分裂的论点，解离无法更好地在生理学上被理解，而是从防御与压抑的观点上被理解，因为它是防御的其中一个形式。

---

① 皮埃尔·雅内（Pierre Janet，1859—1947），法国心理学家、医生、哲学家，弗洛伊德同时代的法国精神病学家，曾与弗洛伊德同为沙柯的学生。——译者注

因此在1904年，关于癔症，弗洛伊德同样也表达了自己不同意约瑟夫·布罗伊尔①（Josef Breuer）关于类催眠状态的假设，"催眠状态中的产物突然侵入到觉醒的意识（conscience éveillée）中，它们在其中表现得如同一些异物"②。他提醒我们此假设"……显得笨重而无用"，现代精神分析抛弃了它③。在他看来，此假设仅仅是让－马尔特·沙柯④（Jean Martin Charcot）利用催眠所带来的经验的回音⑤，在弗洛伊德与布罗伊尔之间出现的第一个分歧便是关于癔症的心理机制。弗洛伊德注意到这位同僚更喜欢"接近一种仍然是生理学的理论［……］。根据此理论，癔症的心理分裂将会是由于各种不同心理状态［……］或是各种各样的意识状态之间缺乏交流造成的"⑥。他观察到在心理分裂中存在一种清除效应，此效应被他命名为"防御（défense）"或"压抑（refoulement）"，对于弗洛伊德而言，这就是无意识的概念，他使用防御的理论与布罗伊尔的类催眠状态进行对比，此催眠状态更接近梦的情形，特点是难以联合起来。解离则是防御的结果，它是次级的，来自一个事

---

① 约瑟夫·布罗伊尔（Josef Breuer，1842—1925），奥地利心理学家，与弗洛伊德一起撰写了著名的《癔症研究》。——译者注
② 弗洛伊德，《精神分析五案例》，巴黎，PUF出版社，1954，第74—75页。
③ 弗洛伊德，《精神分析五案例》，巴黎，PUF出版社，1954，第20页。
④ 让－马尔特·沙柯（Jean Martin Charcot，1825—1893），法国神经学家，试图用催眠治疗癔症（歇斯底里症），弗洛伊德曾在巴黎师从沙柯。——译者注
⑤ 弗洛伊德，《精神分析五案例》，巴黎，PUF出版社，1954，第21页。
⑥ 弗洛伊德，《精神分析五案例》，巴黎，PUF出版社，1954，第74页。

实，即由此产生的（心理）表象将和意识的其他部分发生断
裂①。

1912年，在周三的一场关于手淫主题的讨论中，保罗·费
德恩（Paul Federn）②提到了格欧斯再次以自己的方式谈到韦尼
克的联想中断的概念。在涉及抑制作用的内容时，并没有判断
格欧斯是错误或是有论据的，费德恩强调的是"分裂与综合的
概念已经被精神分析的观念超越了"③。弗洛伊德极力主张重新
引入分裂与综合的概念将会导致对于无意识心理学的放弃，"无
意识心理学将这些现象的起源定位于精神力量之间强烈的相互
作用"④。也就是说，在冲突及由此产生的症状中，依据弗洛伊
德，这是相互矛盾的愿望与相互对立的力量的结果。在这同一
场讨论中，另一个人指出，根据抑制是神经症的根本原因这一
尚未被驳斥掉的观点，"联想中断（*Sejunktion*）这一术语仅仅表
示一种倾向（*dispositon*）"⑤，这要么是一种思维阻隔，要么是
一种分裂。弗洛伊德进一步说道"联想中断的倾向这种说法没
有任何好处"，只有在成人那里，"对同一物体的对立行为才是
让人无法忍受的"。⑥

---

① 参见弗洛伊德，《精神分析五案例》，巴黎，PUF出版社，1954，第74—75页。
② 保罗·费德恩（Paul Federn, 1871—1950），奥地利著名的精神分析学家、内科医生，弗洛伊德的早期追随者和坚定支持者。——译者注
③ 弗洛伊德、布罗伊尔，《癔症研究》，巴黎，PUF出版社，1975，第95页。
④ 波尔特，《精神病学字母表手册》，巴黎，PUF出版社，1996，第96页。
⑤ 弗洛伊德、布罗伊尔，《癔症研究》，巴黎，PUF出版社，1975，第97页。
⑥ 弗洛伊德、布罗伊尔，《癔症研究》，巴黎，PUF出版社，1975，第97页。

弗洛伊德已经摆脱了雅内的理论，并解释"分裂［……］并不是来自于心理机制对于综合（能力）先天的无能"，而是两种力量之间的冲突，"心理领域中两种东西强烈对抗的结果，即意识与无意识，一个对抗另一个"[1]，但发生这种结果必须要一些附加条件。弗洛伊德把心理的两重性及人格的分裂作为其理论的支柱。他注意到雅内赋予了遗传与身心衰退解释心理疾病的角色。依据雅内，"癔症是一种神经系统的退行性改变，由一种心理综合先天性的虚弱无能表现出来"[2]。因此癔症患者"无法在一组神经束中维持多种心理现象，从而将导致精神分裂的倾向。弗洛伊德强调，其中存在两种相互对立的主观意愿，但对于雅内来说，这涉及一种心理上的改变。弗洛伊德认为，无意识的主体在工作，因此，他非常坚决地抛弃了韦尼克关于联想中断的假设。

在1907年，正如格欧斯的提议一样，卡尔·古斯塔夫·荣格（Carl Gustav Jung[3]提醒弗洛伊德，不应该"仅仅只是作为［……］韦尼克未完成的理论穹顶的石匠"[4]，弗洛伊德回答说他一直认为"韦尼克作为精神病学家并没有带来新的观念，但

① 弗洛伊德，《精神分析五案例》，巴黎，PUF出版社，1954，第27页。
② 弗洛伊德，《精神分析五案例》，巴黎，PUF出版社，1954，第22页。
③ 卡尔·古斯塔夫·荣格（Carl Gustav Jung，1875—1961），瑞士精神病学家，曾是弗洛伊德的学生及好友。创立了分析心理学，他的创新思想包括外向和内向，以及集体无意识等概念。他的主要作品包括《无意识心理学》（1912）以及《心理类型》（1921）。——译者注
④ 弗洛伊德、荣格，《信件（1906—1914）》，巴黎，伽里玛出版社，1992，第118页。

他把解剖学分解为图层与局部的习惯带入到了心理学中"①。当路德维希·宾斯万格（Binswanger，Ludwig）②在1911年询问他是否读过雨果·利普曼（Hugo Liepmann）的作品③《韦尼克对临床精神病学的意义》时，弗洛伊德宣称，对他而言，韦尼克"是科学思想贫乏的有趣例子"，韦尼克对失语症的伟大发现"迫使他在所有工作中使用a－，hyper－，hypo－，或sub-皮质、次皮质和超皮质的模式，即使这完全不合适"④。

弗洛伊德预先反驳了宾斯万格⑤及卡尔·特奥多·雅斯贝尔斯（Karl Theodor Jaspers）⑥将要自相矛盾地做出的断言⑦，韦尼克是整个精神病学中最重要的理论学家⑧，利普曼引述道，宾斯万格实际上承认韦尼克的价值在于"带着其单方面的自负，想要把精神病学化为大脑功能的神经病理学"，并在一种全局理论框架中试图"把心理装置当作是神经病理学对象来看待"⑨。韦

① 弗洛伊德、荣格，《信件（1906—1914）》，巴黎，伽里玛出版社，第120页。
② 路德维希·宾斯万格（Binswanger，Ludwig，1881—1966），瑞士精神病学家，是欧洲存在分析学的创立者。他积极吸纳了现象学和存在主义哲学思想，对精神分析进行了修正和改造，开创了存在主义精神分析学运动。——译者注
③ 雨果·利普曼（Hugo Liepmann，1863—1925），生于柏林，哲学博士，精神病学家，曾是韦尼克的助手，其研究成果对后来的神经心理学、心理学产生了重要影响。——译者注
④ 弗洛伊德、宾斯万格，《信件，1908—1938》，巴黎，卡尔曼-莱维出版社，1995，第140页。
⑤ 弗洛伊德、宾斯万格，《信件，1908—1938》，巴黎，卡尔曼-莱维出版社，1995，第140页；宾斯万格，《弗洛伊德的精神分析与存在主义分析》，摘自《论调，途径与弗洛伊德》，巴黎，伽里玛出版社，1970，第173—200页。
⑥ 卡尔·特奥多·雅斯贝尔斯（Karl Theodor Jaspers，1883—1969），德国存在主义哲学家、神学家、精神病学家。——译者注
⑦ 路德维希·宾斯万格，《存在主义分析》，巴黎，午夜出版社，1971。
⑧ 弗洛伊德、宾斯万格，《信件，1908—1938》，巴黎，卡尔曼-莱维出版社，1995，第184页。
⑨ 纽伯格、费德恩，《先锋精神分析家们》，巴黎，伽里玛出版社，第184—185页。

尼克采用的科学立场，事实上是建立在一种统一论与综合性的理论上面，因此他相信找到了科学辞说所预构的公式，认为多亏了其联想中断的概念，能使他去寻找大脑所有病理学现象的同一因果性。

弗洛伊德认为此系统完全就是一种妄想，就像那些焦虑的妄想一样，是"属于意识思维系统的"①。精神分析，只把无意识作为主体，只能不赞同韦尼克的机体主义理论，因为他恰恰规避了主体的问题。

从弗洛伊德到拉康，从自我的划分到主体的分化

精神病主体并没让弗洛伊德感到不安，他并没有掩饰理论化的困难。1937年到1938年之间，为了解释个体对于同一客体有自相矛盾的双重行为这种现象，他才引入在精神病与恋物癖中能看到自我的划分（clivage du moi）的观念。正是从梦开始，他观察到了神经症与精神病那令人惊讶的区别。事实上，神经症患者的梦，可以揭示出无意识的一些东西，而完全相反的是，在精神病患者身上，觉醒状态的谵妄可以通过一个梦被修正②。

正是通过心理划分的概念，弗洛伊德解决了这个难题，并

① 卡尔·雅斯贝尔斯，《普通精神病理学》，巴黎，费利克斯·阿尔坎出版社，1933，第169页。
② 纽伯格、费德恩，《维也纳精神分析学会会议记录》，卷一（1906—1908），巴黎，伽里玛出版社，1976，第78页。

强调说没有唯一一种心理态度，而是两种："一种是正常的，考虑现实，而另一种受到冲动的影响，与自我分离。这两种态度同时存在，哪一种占上风取决于它们力量的相对大小。当异常的态度占据上风时，精神病发作的必要条件就会出现。因此关系颠倒时疾病就会明显被治愈。其实，谵妄只是为了重新整合无意识。"①自我的划分这一概念因此表示的是被自我支持的两种对立的态度，但它们之间并不一定会发生冲突。宾斯万格认为此结果"付出的代价是自我的扯裂，这种扯裂永远都无法治愈，而是随着时间的推移而增大"②。在这一时期的第二拓比理论中，弗洛伊德承认在划分与压抑之间很难做出区分，它们可能局部重叠在一起；此差异本质上是"局部或结构性"的，"在每一个单独的个案中，并不很容易确定我们面对的是两者中的哪一个"③。

如果说弗洛伊德研究这些东西时感觉到如此多的困难，正是因为其无意识的经验根本上是建立在神经症的案例上面，主要是癔症上面。在癔症与精神病之间，这一根本性的区分在这一时期并没有真正地解决。今天，在精神病学与精神分析的临床中，癔症与精神分裂症之间的区分仍然是一个问题。它是一个癔症的主体的分裂，还是精神分裂症的解离的问题呢？

---

① 纽伯格、费德恩，《维也纳精神分析学会会议记录》，卷一（1906—1908），巴黎，伽里玛出版社，1976，第78页。
② 路德维希·宾斯万格，《存在主义分析》，巴黎，午夜出版社，1971，第284页。
③ 纽伯格、费德恩，《先锋精神分析家们》，巴黎，伽里玛出版社，第80页。

在神经症与精神病中，这一与现实相关的问题摆在弗洛伊德面前，并让他感到折磨，正如他后期的文章显示的那样。弗洛伊德总结到，对于神经症患者来说，由于现实的压抑，病人只能在幻想中构建现实，而在精神病患者身上，有一种谵妄的构建及对新现实的重构，这是一种尝试或治愈的模式，"在精神分裂症中［……］我们总是会有这样的疑惑，即这里命名为压抑的过程和移情神经症的压抑是否还有什么共同之处"①。通过《狼人》②（L'homme aux loups），他证明"压抑是一种有别于拒绝的东西（Verwerfung/Rejet）"③，拉康再次采用了术语Verwerfung，并翻译为"丧失（forclusion）"（forclusion 来自法律术语），并且使用他的理论——父姓的丧失（forclusion du Nom-du-Père）强化了此术语。他同样也再次使用了我的划分（Ich-spaltunge；clivage du Je）这一概念，目的在于建立其主体构建的概念。没有任何"统一性（unité）"或综合性是归于主体的，正常的状态总是"为了另一个能指而去代表一个能指，通过能指链的功能永远解理下去"，对于一个言说的主体而言，解理永

---

① 弗洛伊德，《防御过程中自我的解离》(1938)，摘自《结果，观念，问题》，巴黎，PUF出版社，1985，卷二，第120—121页。
② 《狼人》摘自弗洛伊德的著作《精神分析五案例》中的一例临床个案，"狼人"本名塞尔吉尔斯·潘克耶夫（Sergius Pankejeff），于1886年出生在乌克兰第聂伯河畔一个富有的家庭，1979年终老于美国。他之所以被称为"狼人"，是因为他在弗洛伊德那里做分析时回忆了一个与狼有关的梦和画了一幅有狼的画，梦中他看到卧室窗外的树上坐着一群狼。——译者注
③ 弗洛伊德、荣格，《信件（1906—1914）》，巴黎，伽里玛出版社，1992，第385页。

远在那里。①

在拉康的文章《科学与真理》②这一真正的宣言中，他把弗洛伊德早期的作品与后期的作品结合起来：《科学心理学大纲》（1895）。此著作创立了一种"主体性拓比学"③，以及自我的划分（Ichspaltunge），并且弗洛伊德针对恋物癖（1927）与现实的丧失（1924）发表了一系列的文章。而拉康却修改了第二拓比，"并没有把自我（Ich），超我（Über-Ich），甚至是本我（Es）这些术语当作是一些精神装置，而是依据如同结构主义定义的辩证法那样，当作一种经验。自此得出的逻辑的结论是，主体在其构成上就是分化的"④。从精神分析出发，他希望给予主体的身份一种认识论的维度，通过这一维度来提出其（主体的）构造，"主体经验性的分化"处于知识与真理之间，并用拓扑模型（un modèle topologique）和莫比乌丝带（la bande de Moebius）来进一步阐述此观点。

因此从布罗卡到韦尼克，神经学模型被应用于精神病症状学，联想的破裂产生了联想中断的概念。布洛伊勒试图将弗洛伊德某些方面的思想应用于精神分裂症，努力修改联想中断的观念，目的是建立分裂（的概念）。但是弗洛伊德更多地依赖于对癔症的观察，进一步把精神病的问题迁移至神经症，然后是

① 雅克·拉康，《科学与真理》，摘自《书写》，巴黎，门槛出版社，2001，第856页。
② 雅克·拉康，《科学与真理》，摘自《书写》，巴黎，门槛出版社，2001，第856页。
③ 雅克·拉康，《科学与真理》，摘自《书写》，巴黎，门槛出版社，2001，条856页
④ 雅克·拉康，《科学与真理》，摘自《书写》，巴黎，门槛出版社，2001，第856页。

从压抑迁移到划分。拉康重读了弗洛伊德，最终赋予"我"的划分一种认识论上的维度，分化的主体（sujet divisé）的条件被认为是等同于在知识与真理之间分化的科学主体（sujet de la science）。

3. "袒露的"主体的分划

"使用莫尔斯电码讲话的小雌鹿们"

在某些情况下，分划的主体这一问题以一种完全特别的方式被提了出来，尤其在这位女分析者身上，她表现出一些非常强烈的症状，遭受"一种极可怕的机械思考"以及"躯体上的词语"的痛苦；一些词语（MOTS）完全占据了身体，她的痛苦是"身体上的"，她"整天被惩罚"，"它们看穿了我，它们追随着我的思想之路"。另外，它们阻碍她"排便……或上厕所"。她的身体里有一群"小雌鹿"用"莫尔斯密码"和她讲话，"她的小雌鹿们"是一些"听不见的声音"，她与它们进行交流。此现象有时非常激烈，以至于她不得不弯下腰捂着肚子才能缓解。这位女分析者被精神自动症折磨着，如同被剥夺了生命，她不再有任何内心的隐私，因为她"24小时都在被监听"，她的"大脑被摧毁了"。

对由"一群小雌鹿"组成的这些临床元素的研究，特别证明了拉康的主体分划概念的临床现象。此类型的幻觉并不新奇，早已经被朱尔斯·巴亚尔格①（Jules Baillarger）发现②，他从中得出精神幻觉的概念，它对立于心理感觉的幻觉，随后以言语

---

① 朱尔斯·巴亚尔格（Jules Baillarger，1809—1890），法国19世纪的精神科医生。——译者注
② 朱尔斯·巴亚尔格，《清醒与睡眠的中间状态，幻觉的产生与运作》，1842年5月14日在皇家医学院答辩的论文，《关于精神疾病的研究》，第169—215页，以及第273页至第500页，巴黎，石匠出版社。

的精神运动幻觉（hallucination psychomotrice verbale①）为名称再次被另一位伟大的法国临床学家朱尔斯·塞格拉斯②（Jules Séglas）完善、改造并采用。

塞格拉斯与精神运动幻觉的发明

此外，言语的精神运动幻觉的概念被应用的时间很短，随着它的创造者一起诞生及消失了。然而，它的重要性是毋庸置疑的，正如拉康所言，它使幻觉的研究发生了巨大的变革。

在精神病学历史中，我们称之为"自我的分裂或划分（le clivage ou la scission du Moi）"的认识论背景能够给我们带来很多启示。

继巴亚尔格之后，塞格拉斯指出，某些病人宣称听到一种语声（voix）在向他们讲话，但却感觉不到任何声音（son）："他们听到思想，这是一种完全内在的交谈。"此现象很久以来都与习惯上称之为的幻听相混淆，我们可以在神学书籍里找到各种各样相关的例子。他们中有一些特殊的病人同时也有听觉性语言的幻听，他们清楚地区分了两种不同的声音，一种来自幻听，另一种则来自精神性幻觉。

---

① 参见，《"袒露的天空"状态下的主体的分划，朱尔斯·塞格拉斯（Jules Séglas），精神运动幻觉的发明》，收录在《主体性的划分与多重人格》，雷恩，PUR出版社，2001。

② 朱尔斯·塞格拉斯（Jules Séglas，1856—1939），法国精神病理学家、临床学家，主要著作为1892年出版的《精神病患的语言障碍》，对精神病理学研究产生了广泛的影响。——译者注

早在1888年，塞格拉斯就确立了精神性幻觉是一种真正的幻觉，但引人瞩目的是，它"首先是一种精神运动性的幻觉，因此在其精神运动性的要素中涉及语言的功能"[①]。

亨利·艾里[②]（Henri Ey）在对塞格拉斯的研究中指出，这样一个观念是很久远的，即幻觉表现出一种相对于人格而言奇怪的思维形式，就像自我中的一个自我，是一种真正的思维的异化（aliénation）。他认为某些幻觉，诸如巴亚尔格所描述的这些幻觉中并没有出现"带有感觉属性的东西"，而是"一些奇怪的身体（des corps étrangers[③]）"。然而，塞格拉斯明确指出"这些奇怪的身体少了许多形象、观念或静态的表象（依据当时的主流观点），而是一些真正的（和语言功能及自动症现象连在一起的）奇怪的运动"。1888年到1934年之间，他的这些富有临床经验的观点得到了充分发展，重新回到某些立场上，因而展示了一种真正的研究者的伦理。

强加性的话语或塞格拉斯的言语幻听

在精神性幻觉之中，塞格拉斯区分出了言语性的冲动（im-

[①] 朱尔斯·塞格拉斯，《幻觉在与语言功能的关系中——言语精神运动幻觉》，第16版，第2辑，摘自《医学进步》，1888，第33—34期。

[②] 亨利·艾里（Henri Ey, 1900—1977），法国医生、神经学家、精神病学家、哲学家，曾任博维纳尔精神病医院的主任医师。——译者注

[③] 亨利·艾里，《幻觉与谵妄》（前言为塞格拉斯著），巴黎，加铝出版社，1934，第36页。

pulsions verbales）与精神运动性幻觉（hallucinations psychomotrices）。在对言语幻觉的研究中，他把这与"癖"的概念连在一起，把言语强迫重复癖和幻觉放到了一起，在其中，癖好是与一种奇怪的力量连在一起的。他把言语癖、强迫冲动与秽语症，以及"话语媒介（médiumnité parlante）"联系起来，这要么是一种强迫现象，要么是一种强加性的话语现象，它是与强迫冲动连在一起的（此处，指的是过去的冲动，就如同一种奇怪的人格）。此强加性的话语的概念等同于言语强迫重复，主体很清楚自己是言语的发出者和始作俑者，但却否认自身意愿的介入。在此情境下，他并没有和他的话语相解离，而仅仅是与他的意愿相解离。

对于什么是精神运动性幻觉，塞格拉斯区分了几组亚型：

——纯粹的运动性言语幻觉，对于主体来说，它们如同一些发音运动的感觉；

——运动言语与听觉的幻觉，它们使主体有一种运动感，同时他能听到它们，却并不承认这些言语是自己的；

——假幻觉类的现象，实际上该类型在本质上是一些动觉（kinesthesique）性质的简单内部表象"我感受到的比听到的更多"。主体感受到一种发音的运动，但却既不承认其发声过程，也不承认其意愿，因此呈现出一种严重的"自我（moi）"分裂。

在1889年一篇名为《关于人格的两重性和精神运动言语幻

觉的说明》①中，塞格拉斯强调了巴亚尔格描述的精神性幻觉的运动性根源，展示出相对于感觉性幻听，它们更靠近言语的强迫性冲动，并指出"它们所包含的运动性元素事实上是人格双重化的一个重要原因"②。他总是特别关注这个运动机能的问题，在他看来，运动性元素的存在为人格打下了基础，事实上是主体的前提条件。人格的双重化或多或少明显地总是在呈现出"精神性幻觉"的病人身上被观察到，塞格拉斯断言"其中很重要的一部分重现在人格双重化中、所有的意志障碍和抑制或强迫重复现象中，以至于我们可以说所有的自动症现象同时也是人格的两重化现象"③。

在幻觉现象中，事实上存在两种对立的"意志"，它们相互排斥，并由此诞生了人格的两重性。在他理论的这个阶段，塞格拉斯声称这正是大脑功能的紊乱引发的运动性强迫重复，如同那些受到精神幻觉影响的基础发音障碍的案例那样，因此他更倾向于把这种幻觉的强迫性重复定性为"言语精神运动性的"，为了提醒我们"语言动力核心的问题是由机能障碍引发的，类似于在精神感受性幻觉中，涉及感觉皮质中枢的功能失

---

① 朱尔斯·塞格拉斯，《1889年巴黎国际精神医学大会报告》，《神经元与突触》杂志，第64期，1891。
② 朱尔斯·塞格拉斯，《1889年巴黎国际精神医学大会报告》，《神经元与突触》杂志，第64期，1891，第31页。
③ 朱尔斯·塞格拉斯，《1889年巴黎国际精神医学大会报告》，《神经元与突触》杂志，第64期，1891，第27页。

调"①。因此，精神性幻觉是运动障碍的结果。

幽灵假说：言语精神运动幻觉

1892年，在一篇《精神错乱者身上的语言障碍》②的研究中，塞格拉斯继续讨论了言语幻觉的问题，把此问题与思想的回声联系起来。他写道："在幻听占主导的疯狂漫长的形式过程中，幻听占主导位置［……］的病人，过了一段时间后，会变得非常听觉化，以至于他不听到自己的思想在耳朵里清晰表达就不能思考，这就是思想的回音现象。"③然而很明显，对于他来说，这是一种"通过思想回音形成的假性（人格）双重化"，事实上，这是一种"与真正的主体两重化相反的客体两重化"④。

非常了不起的是，从这个时期起，塞格拉斯已经思考病人的主体性了，以及病人对自己分裂的感觉。此外，他寻求解释运动性幻觉的机制，这符合以下这些案例，病人说有一些语声，并不是通过耳朵的"词语的听觉意象"（images auditives du mot）的帮助，而是通过"发音的运动意象"（images motrices d'articu-

---

① 朱尔斯·塞格拉斯，《1889年巴黎国际精神医学大会报告》，《神经元与突触》杂志，第64期，1891，第29页至30页。
② 朱尔斯·塞格拉斯，《疯子们身上的语言障碍》，巴黎，鲁夫出版社，1892。
③ 朱尔斯·塞格拉斯，《疯子们身上的语言障碍》，巴黎，鲁夫出版社，1892。
④ 朱尔斯·塞格拉斯，《幻觉在它与语言功能的关系中》，摘自《医学进步》杂志，1888年8月25日，第34期。

lation）的帮助听到的。这些病人说："我听不到，我感知讲话"，或者他们还宣称："从前，在内部语声之前，我不用说就可以思考。现在，我有时不得不把我的思想完全说出来，并且我总是自言自语。"[①]当然，如果病人大声地讲话，这些"语声"（voix）就消失了。

幻觉、语声，似乎并不是来自外部，因为它们来源于身体的内部（但不过是在意识领域之外），病人们通常将它们的起始点定位在腹部、上腹部、喉咙或口腔中某个局部。

我们观察到，其中的一些言语运动幻觉可以引起非常轻微的无意识的下颌运动，当涉及一种上腹部的语声时，甚至会（引起）腹部的运动，塞格拉斯把这与当时针对截肢者的幻肢的研究进行了对比（参见威尔·米切尔和克莱默，《肌肉感知的幻觉》）。他强调了截肢后的肢体继续存在的持久感，或局部疼痛感，无论在自主还是不自主的情况下，这种疼痛感可能会持续地集中在缺失的肢体那一部分上面，并保持在真实的运动感觉中枢上面。因此，对于这些以不可抗拒的冲动所表达的话语（精神运动性幻觉），塞格拉斯应用了截肢者幻觉的这种神经学模式。当然，他的假设只是展现了障碍的机体假设中好的那一面，当他这样写道："这些假性感觉的来源只能是神经中枢，并与那些记录着被截肢部分的运动意象的神经中枢有关。这些中

---

① 朱尔斯·塞格拉斯，《疯子们身上的语言障碍》，巴黎，鲁夫出版社，1892，第127页。

枢功能上强烈的兴奋［……］可以在相应的部分中唤醒运动表象，犹如它们真正地发生了一样，这引起了想象的运动知觉，总而言之，引起了一种运动幻觉"[1]。他认为移动的幻觉是一种"幽灵"的知觉，与一种感觉到的强迫冲动，以及非听觉的幻觉相对应。在这种情况下，我们认为其中存在一种主体未知的思想（它并不属于压抑的范畴），其实体化可能最终通过谵妄来实现。

塞格拉斯，和奥古斯托·坦布里尼[2]（Augusto Tamburini）一样，依据发音运动中枢的"兴奋（éréthisme）"程度，认为按照运动不断增加的外化有三种可能的形式，它们从发音到扩音，然后是动觉言语幻觉、完全的运动言语幻觉，最后是言语强迫重复。

拉康指出："塞格拉斯在他的职业生涯之初就以一种明确的方式说明发生在人们身上的言语幻觉，在大部分的情况下，我们可以意识到一些明显的迹象。在另一些情况下，当我们更近距离地观察时，病人知道或不知道，或不想知道自己也在讲话。他们把这归于他们的声音，认为是自己的声音让自己说出来的。这构成了一场小小的革命，即意识到幻听的来源并不是外界。"[3]他补充道"主体说那些他所说的听到的东西"需要阅读

---

[1] 朱尔斯·塞格拉斯，《疯子们身上的语言障碍》，巴黎，鲁夫出版社，1892，第122页。
[2] 奥古斯托·坦布里尼（Augusto Tamburini, 1848—1919），意大利精神病学家。——译者注
[3] 雅克·拉康，《讨论班，第三本，精神病》，巴黎，门槛出版社，1981，第33页。

塞格拉斯的《临床课程》①才能理解。

发音表现，并不总是非常可见的，塞格拉斯仔细地描述，并试图证明其幽灵理论的合理性。事实上，这只是发出了能指及其意义的效应，这一意义效应并没有带来理解，正如拉康在《从预备性的问题到精神病的所有可能性的治疗》②中展示的那样。言语运动幻觉在其语声的维度中表现出一种主体搁置中的辩读（如同书面文字一样）。在主体和小他者（le petit autre）之间分配性的主体职权后来才出现，这是出于意指过程，正如在"我刚从肉铺（Charcutier）回来"③的例子中，出现一个带有侮辱性的词（"母猪：truie"）。

塞格拉斯明显没有掌握能指是一种概念类别，但他却不停地围着这一点打转，且不能清楚地表述，这是因为语言学在当时还未真正诞生。

失语症，精神运动性幻觉的反面

塞格拉斯关于精神病的理论构建一直以来都是建立在两种源于神经学与互补功能的模式基础上的：幻肢的错觉与失语症。

运动图像，仍然被塞格拉斯当作一种储存在精神感受性神

---

① 朱尔斯·塞格拉斯，《临床课程》（莎朗贝特耶精神病院，1887—1894），巴黎，阿瑟林出版社，1895。
② 雅克·拉康，《书写》，巴黎，门槛出版社，1966，第533页。
③ 雅克·拉康，《书写》，巴黎，门槛出版社，1966，第534页。

经中枢中的思维痕迹，这是两种模式的核心，根据皮质中枢的兴奋或抑制，它将被激活或不激活。塞格拉斯观察到精神运动性幻觉如同一种活动激增的现象，因此与一种"感觉性癫痫（épilepsie sensorielle）"，即运动图像的卸载相似，它们蛰伏在大脑的褶皱里。根据皮质中枢的抑制或抑制解除，可能会出现一种失语症、感觉器官的或运动类型的语言障碍，或者出现一种幻觉、言语冲动或强加性的话语。

因此在当时，幻觉障碍被认为是源于某些精神感觉中枢过度兴奋的一种语言上的结果。那么在失语症的图式中，词语意象的丧失则对应于一种导致这些意象存储缺陷的病变，病人们因此会抱怨自己听到或讲一种寄生式的语言，有时，他们甚至也不懂这个语言。所以，失语症被当作一种分裂①。

1934年，塞格拉斯②认为"把言语幻觉和失语症症候群做比较将不可避免地导致必须对幻觉进行分组，来和影响到语言的接收端和发出端的失语症分组相对应"。因此，我们才得以区分精神感受性（psychosensorielles）言语幻觉（听觉的）与精神运动性（psychomotrices）幻觉，这种精神运动性幻觉伴随着自动发音活动，并在其中形成一种口语（langage parlé）。这种机械理论依附于一种意象中枢的"原子论"概念以及它们的兴奋程度，

---

① 里博，《病人们的记忆》，巴黎，费利克斯·阿尔坎出版社，1881，第128—129页。
② 朱尔斯·塞格拉斯，《前言》，摘自享利·艾里，《幻觉与谵妄》，巴黎，加铝出版社，1934，第5页。

建立在一些假设现象的空间定位的基础上。此种机械理论在幻觉中扮演了一个不可或缺的角色。

这是塞格拉斯首次从理论上研究幻觉，他花了很长时间才彻底摆脱神经学的束缚，并指出其中的一些不足之处，但最终还是摒弃了神经学，完全接受了自己的推论：在精神病中，幻觉是一种言说者现象，而非神经学现象。

大约20年之后，拉康从塞格拉斯的推论中吸取教训，并且强调在言语幻觉中，精神病主体完全等同于他的自我，拉康对此谈到"当言语幻觉出现在实在界中时，[……]伴随着这一作为这种初级现象基本特性的现实感，精神病主体逐字逐句地与他的自我讲话，这个自我就像是一个第三者、他的替身，表达并且评价自己的活动"①。

从假性幻觉到主体的问题

因此，塞格拉斯最初的机械主义立场使他经历了失语症和截肢者幻象的各种变化，然后他才考虑到幻觉的语言结构的特殊性，这种主体现象基本上表现在极端意义的层面上。主体大声高喊着他的幻觉，尽管他处于收听的位置，但他永远都是播放者。塞格拉斯在各种各样的谵妄中，继续对言语幻觉进行细

---

① 雅克·拉康，《书写》，巴黎，门槛出版社，1966，第23页。

致的描述，并补充了以前已经很全面的伴随着有意识的言语幻觉分类，这种有意识的言语幻觉常常是一种思想上的纠缠不休，被称为（沙柯与玛农的①）称名癖（onomatomanie）。称名癖要么出于一种强迫性冲动，要么处于强加性的话语上，这是一种执念，它的观念元素与一些词语或词组相联系，要么伴随着令人焦虑的词以及不可抗拒的发音冲动，要么拒绝其冲动，要么冲动性地吐出这些干扰性的词语，如同吐出一具真正异化的身体。

关于伴随谵妄（思想回音、单边语声）的言语幻觉，塞格拉斯写了几篇重要的文章；至于谵妄，他同样贡献了几篇重要的文章，但它们却成为了（大脑）定位的绊脚石。塞格拉斯也区分了罕见的日常言语幻觉、运动言语幻觉以及言语冲动，它们尤其与魔凭狂（démonomanie：病人自以为魔鬼附身的妄想）或神凭狂（théomanie）的病例连在一起。所有这些都可以是对立的，但它们之间也可能建立起某种交流。另外，也就是在此刻可能会呈现出一种伴随着癔症或强迫症的主体划分的病理状态，如同在某些通灵的病例中那样。

我们可以看到，幻觉的问题已经包含了所有那些到今天仍然让诊断变得困难的东西，在主体切分的许多案例中，要做出区分有时是很困难的。它们（主体的切分）到底是围绕着压抑，

① 沙柯与玛农，《称名癖》，摘自杂志《神经学》，1885；第10号，第29期，1885，第157—168页；第24号，第70期，1892，第118页；第24号，第71期，1892，第161—177页；第24号，第72期，第369—386页。

还是围绕着父姓的丧失是一个难题，因为从现象而言，幻觉或谵妄并不必然意味着精神病。

之后，塞格拉斯进一步在整个，我们甚至可以说这个混乱的局面中，区分出精神幻觉和精神运动性幻觉。此外，在其理论中，假性的言语幻觉这一新的类目最终占据了所有的幻觉领域。他认为在这些假性幻觉中，精神运动方面并不再通过运动呈现出来，而是通过与一种自动症的深刻感觉相关的自动症表现呈现出来。在其职业生涯的后期，他描述道："这些现象的特征，并不会如同一种外部的知觉那样或多或少地呈现出来，而是一些言语自动症的现象，一种与自我分离的言语思维。事实上，我们可以说，这是一种语言的异化／错乱"，这表现了"一种具有非常特殊面貌的谵妄符号体系，始终表达了对于自我的束缚、控制及支配的信仰，其表现从最严重的附体妄想到轻微的（思想观念）受影响的妄想"[①]。对塞格拉斯而言，谵妄从主体内部划分了主体，把其分成两份并使其分解。

因此他坚持要"区分表达了自我障碍的精神运动谵妄或假性幻觉，和幻觉的其他形式，迫害妄想与所谓的精神感受性幻觉或真正的幻觉，这些幻觉关注自我与外部世界的关系"。

幻觉也同样可能变得严重，并表现出其他的症状："自言自语、对话、鹦鹉般学舌、词语上的大杂烩"，它们表示"一种越

---

① 朱尔斯·塞格拉斯，摘自享利·艾里《幻觉与谵妄》，巴黎，加铝出版社，1934，第4页。

来越明显的分裂过程不仅仅发生在内部语言的功能中，也发生在主体的精神里"[1]。幻觉性谵妄的自言自语因此是言语幻觉的结果，"这些言语幻觉通过间歇性言语强迫冲动，从简单的内部发音演变为自言自语。这时的自言自语不再是一种退行，而是演变的结果。动力性自动症，在运动言语幻觉中处于萌芽状态，在自言自语中最大限度地发展了起来"[2]。

因此自言自语常常显现为一种内在语言真正的刻板[3]，塞格拉斯在以前的出现幻觉者身上，觉察到了其根源和症状的价值，就像是为了和其刻板理论相吻合[4]，因而必须要有一种主动的防御模式来对抗幻觉[5]。从真性幻觉与幻想性对话，再到自言自语的后幻觉刻板行为的过渡，事实上仅仅只是谵妄整个演变过程的一个方面。按照让－皮埃尔·法勒尔[6]（Jean-Pierre Falret）的说法，这是一种从系统化到结晶化过程的演变[7]。随着谵妄演变的结束，它变得越来越刻板，通过清空最后达成一种纯粹的重复。

① 朱尔斯·塞格拉斯，摘自享利·艾里《幻觉与谵妄》，巴黎，加铝出版社，1934，第7页。
② 朱尔斯·塞格拉斯、伯浩特，《关于幻觉演变的记录》，摘自《日记——心理学》，1913，第293页。
③ 法比安娜·于拉克，《精神病中的重复，一个被遗忘的症状：刻板症》，摘自《精神病学发展》杂志，第63期，第4版，巴黎，石匠出版社，1998。
④ 朱尔斯·塞格拉斯，摘自享利·艾里《幻觉与谵妄》，巴黎，加铝出版社，1934，第296页。
⑤ 卡恩，《对刻板症研究的贡献》，摘自《神经学》，12期，系列2，1901，第476—505页。
⑥ 让－皮埃尔·法勒尔（Jean-Pierre Falret，1794—1870），法国精神病学家。——译者注
⑦ 朱尔斯·塞格拉斯、伯浩特，《关于幻觉演变的记录》，摘自《日记——心理学》，1913，第296页。

因此，随着显现的幻觉性现象我们发现它似乎与大脑过度兴奋没有那么直接的联系，大脑过度兴奋仅仅是一种必要的，但却并不足够的条件。随着在塞格拉斯的理论中，幻觉与谵妄的关系显得更加紧密，言语假性幻觉几乎合并了所有迄今为止被描述的其他幻觉形式，诸如真性精神运动性幻觉。通过区分幻听与精神运动幻觉，从而选择运动幻觉（此后不久选择假性幻觉）作为核心，塞格拉斯并不真正明白或者并非有意地朝着主体的问题前进，这被拉康在其文章《从预备性问题到精神病所有可能性的治疗》中再次提及，他对我们说，如果主体与其自身话语是划分关系，那么则是通过声音事实被掩盖起来的，并且主体将听不见自己讲的话。所以在这种情况下，"他无法在不划分的情况下听到自己说话这件事，在有意识的行为中也就没有什么独特的地方了"。拉康补充道："临床学家们通过探测开始阶段的发音动作，揭示了言语运动幻觉，从而迈出了最好的一步"①，但他们并没有阐明关键点，即感觉中枢（sensorium）在能指链的产生中是无关紧要的。

能指链无法呈现在意识中，借助机体器官把感觉汇集起来，但在语声的维度中，能指链将实在（Réel）与享乐（jouissance）强加给主体。参考变成范式的例子，如"我刚刚从猪肉店那里

---

① 雅克·拉康，《关于任何可能的精神病治疗的初步问题》，摘自《书写》，巴黎，门槛出版社，1966，第533页。

来①……"拉康还告诉我们，没有主体来统一能指结构的不同水平，恰恰相反，正是从能指链出发，开始有一个主体的分布。

我们因而可以观察到，为了再次采用弗洛伊德关于谵妄的表达，精神病"直接袒露地"揭示了主体的划分。主体一方面仅仅只是能指链的结果，并不是实体性的，而是被划杠的，另一方面，则是（客体小a）冲动的客体，就像一个剩余物一样。

此主体的划分在癔症性的转变中找到一种更加戏剧性的表现，对于精神病与弗洛伊德在其作品《元心理学》中称之为的"器官的语言（le langage d'organe）"的东西，我们在实在界（Réel）中可以找到。

塞格拉斯，确定了运动机能的位置，通过这个位置，产生幻觉的主体自己大声讲出其幻觉，总结出他称之为的因果关系的"发音的运动图像"。弗洛伊德区分出"器官的语言"，似乎包含了塞格拉斯描述的精神运动幻觉的一部分现象。这些观察带领我们关注一种特殊的症状，即沙柯与玛农强调的称名癖（或词语的强迫重复／称名癖：Onomatomanie）。弗洛伊德在其著作《元心理学》（1915）中重述了维克多·陶斯克②（Victor Tausk）做的艾玛案例，陶斯克在此案例中揭示出拉康派对于文字问题的思考。

---

① 雅克·拉康，《讨论班，第三本，精神病》，巴黎，门槛出版社，1973，第62页。
② 维克多·陶斯克（Victor Tausk, 1879—1919），精神分析家、神经病学家，弗洛伊德的学生和同事。——译者注

发音的运动图像：L小姐、艾玛A

正如我们知道的，巴亚尔格重新利用某些幻觉的独特临床性制定了"精神的（幻觉）"，这对立于他称之为的"精神感受性（幻觉）"。主体内部有一些声音："在我的胸膛里，在我的胃里，就像一种语言完全在里面说着。"[①]在此普遍性的框架中，塞格拉斯把他的精神运动性幻觉这一新提法纳入运动幻觉中。身体的一部分或整体的移动感常常出现在"被迫害妄想症患者们身上，他们抱怨在床上被挤来挤去，被拉扯着，像被电击一样摇晃着。这些现象也出现在某些忧郁症患者、某些有被附体观念的妄想狂患者身上，以及某些魔凭狂、[……]某些中毒的情况中 [……] 和一些梦中 [……]"[②]。沙柯的语言理论因此无处不在，正是根据其多边形的图示，塞格拉斯构建了他的幻觉理论。这些发音的运动意象在其概念构造中，在精神运动言语幻觉的产生中是至关重要的。他的女病人L小姐，这个爱上牧师们的人似乎为他的理论进展提供了"证据"。L小姐，"抱怨说，她受到五个牧师拘束，被他们塞满了，塞满了。其中一个在她的脑袋里，两个在她的喉咙里，一个在她的肚子里，最后一个在她的胃里。当她经过一座桥时，他们不顾她的反对把她

---

① 朱尔斯·塞格拉斯，《疯子们身上的语言障碍》，巴黎，鲁夫出版社，1892，第127—128页。

② 朱尔斯·塞格拉斯，《疯子们身上的语言障碍》，巴黎，鲁夫出版社，1892，第124页。

推进水里；他们让她的脚趾动起来。他们不顾她的反对让她讲话，特别是在夜里，说很多可怕的话。他们占据了她的身体，用她的嘴说话，用她的眼睛看，等等。一天，她正在读报纸，突然怒气冲冲地把它甩开了，因为是他们在读着；事实上，当她读报的时候，她的舌头不自主地蠕动着。他们在内部对着她讲话，她并不是通过耳朵听到的：'她说，我听不到他们'，她说'我觉得他们在讲话[①]'。这些内部的声音来自肚子、胃、脑袋、背、喉咙，特别是舌头。他们藏在舌头下面，并且摇动着它来讲话；有时她会感觉到双唇在抖动。她是如此清楚地意识到舌头的运动。她把这些归因于牧师们的存在，她不停地要求我们检查她的舌头下面，看看他们在不在那里。一次，她跑进一间药房，要求药剂师观察她舌头下面的牧师们。'药剂师用一个玻璃管看了看，却什么也没有说。'当那些藏在肚子和胃里的牧师们想讲话时，她会感到一个东西从这个地方脱离开，然后跳出来爬到喉咙处一直达到舌头下面。就好像她不再会思考了，其中一个充当她的思考，是一个提台词的人：他坐在背上，两个肩膀之间。她感到这个人在此位置上摇动或上来下去，但她一点儿也不明白。另一个藏在喉咙高处及舌头下面，像一个口译员一样重复着第一个人想说的内容。而她则通过舌头的运动理解这些内容。"在此案例中，塞格拉斯推断了心理表达在内部

---

① 朱尔斯·塞格拉斯，《疯子们身上的语言障碍》，巴黎，鲁夫出版社，1892，第126页。

声音的产生中的重要作用。

塞格拉斯继续对L小姐进行观察。"眼睛在1889年发生了改变；但自从1888年10月以来，她身体里的这些牧师们，就已经通过她的眼睛观察，甚至通过她的眼睛与她讲话。她意识到自己的双眼时不时地抖动（睑痉），但大部分的时间，她并不明白他们想说什么。L小姐补充道，这真令人吃惊，因为，当隐藏的牧师对她说话时，她的眼球也出现了与舌头同样的情况，而她能理解这些眼球的运动。为了使她明白那些眼球想要说的话，那个藏在舌头下面的牧师必须与眼球一起摇动才行。鼻子也是如此，当他们想和她说话时，他们有时会'像一匹太热的马一样摇摆鼻子'，就像他们让她说话一样，有时他们又会阻碍她说话。"①对于塞格拉斯描述的每一种现象而言，都是关于"一种语言功能"的"障碍"，而不仅仅是一种简单的谵妄性阐释，发音的运动图像是一种理解现象的基本概念。在眼皮、鼻孔等处感受到的运动无法拥有意义，因为它们无法唤醒言语图像。总而言之，他们需要翻译，发音使他们可以使用词语，这些词语就与一些分化了的心理图像相关联。这引导塞格拉斯毫无悬念地形成了令人震惊的"反射精神运动言语幻觉（hallucination verbale pschomotrice réflexe）"的概念。为了解决身体感觉的临床问题，塞格拉斯假定，这是一种回音，是从一个器官到另一

① 朱尔斯·塞格拉斯，《疯子们身上的语言障碍》，巴黎，鲁夫出版社，1892，第129—130页。

个器官的转移（反射）。在 L 小姐身上，"［……］她在眼皮、鼻孔等处感受到的运动，尽管可与语言相比，但对于她以及运动本身而言，并没有任何明确的意义，这些运动没有告诉她任何东西。这并不奇怪，因为运动本身无法唤起任何言语意象。为了理解这些意义，需要伴随着发音器官相似的运动，这些运动与那些处于语言发音的运动中枢里分化了的特殊的心理意象相关联，这是一种反射性的言语运动幻觉。（hallucination verbale motrice réflexe）"①。

塞格拉斯似乎深受克拉默题为《精神病患身上的肌肉感幻觉的幻觉》（1889）一文的影响，这篇文章是关于听到的念头（Gedankenlautwerden）的，其摘要发表在《神经学中心杂志》上。其中写道："一种路径引导肌肉的感受性通向皮层，并重新反射到肌肉中。这一路径的幻觉性刺激引发的一些运动表象自然是虚假的，也就是说与外部事实不符的运动心理表象。"杜恩②在其 1939 年的关于思想回音的医学博士论文中写到，这篇文章的作者认为这些事实位于与运动系统、言语发音系统或眼部肌肉群中。第一个领域（运动系统）的幻觉是由一系列强迫行为、强迫动作或强迫姿势导致的。言语发音系统这一类的幻觉，决定了来自一种内部的语声或诞生于耳朵听到的自己本身的思想是如何得以表征的，就像它们是其他人说出来的那样，

---

① 朱尔斯·塞格拉斯，《疯子们身上的语言障碍》，巴黎，鲁夫出版社，1892，第 130 页。
② 杜恩，《思想的回音》，巴黎，且比出版社，1939，第 8 页。

覆盖或者混杂了一些"听到的念头"的声音。"如果仅仅肌肉系统的一部分因幻觉性的刺激变得兴奋了，只有一个词、一个思想被表达出来，用一种无法抗衡的力量压迫着意识，这就是强迫重复……"

在其他时刻，对病人的检查更清晰地解释了发音运动中枢发挥的作用。发音的运动图像变得"足够活跃，以至于引发了内部语言和外部语言中都频繁出现的词的发音"[1]。而且，L小姐的案例与艾玛的案例极为相似，我们稍后会谈到，陶斯克[2]（1919）为其贴上的标签是"躯体偏执狂"，弗洛伊德则认为是精神分裂症患者[3]（1915）。艾玛的症状使陶斯克和弗洛伊德形成了两种不同理论。

弗洛伊德与器官的语言

正如我们已经提及的，弗洛伊德也同样利用其他术语及概念来处理精神运动幻觉的问题。在《无意识》一文中，他讨论了这些精神分裂症中出现的症状，从某些角度看，它们看起来类似一些癔症或者强迫症的替代形式，但事实上，根据他的看法，它们完全不一样。这些与塞格拉斯描述的非常相似。陶斯

---

[1]　朱尔斯·塞格拉斯，《疯子们身上的语言障碍》，巴黎，鲁夫出版社，1892，第125页。

[2]　陶斯克，《论精神分裂症过程中器官影响的起源》（1919），摘自《精神分析著作》，巴黎，帕约出版社，1976。

[3]　弗洛伊德，《元心理学》，巴黎，伽里玛出版社，1968。

克的病人艾玛的那些让人无法理解的话语，和处在分析中的主体话语有着同样的价值，而且她为精神分裂症患者创造新词的意义和成因提供了宝贵的见解。这位女病人在和未婚夫吵架后住院治疗，抱怨自己的眼睛"不对劲，往外翻"[①]。她对未婚夫提出了一堆指责，"……完全不能理解他是怎么一回事，他似乎总是变来变去，他是一个伪君子，一个翻转眼球的人，他把自己的眼球翻转了。现在自己的眼球也被翻过来了，不再是自己的眼睛了，现在自己用其他的眼睛在看着这个世界"。弗洛伊德注意到"在这些陈述中，一种与身体器官或身体的神经分布的关系变得极为突出"[②]。从这个案例可以看出"与器官的关系（与眼睛）擅取了整个表征功能。精神分裂症患者的论调在此处表达了一种疑病症的特征，变成了一种器官（organe）语言"。它直接把这种表达方式"眼睛的翻转者（tourneur d'yeux）"与症状连接起来，这就马上与癔症症状有了区别，因为在这个案例中，眼睛可能是真正翻转着的。这把（癔症的）身体转换变成了一个无意识的表达，如果陶斯克的女病人是癔症患者，那么则是指身体就会讲话。

在癔症中，所谓的"（身体）转换"症状，以一个被无意识能指链所攫取的身体部分为中介表现出来，身体从一个能指的位置变成了一种想象性的元素。这就是弗洛伊德称之为的

①　弗洛伊德，《元心理学》，巴黎，伽里玛出版社，1968，第113页。
②　弗洛伊德，《元心理学》，巴黎，伽里玛出版社，1968，第112页。

"躯体的顺从（complaisance somatique）"。因此，正如无意识的所有表现那样，此症状服从于移置与凝结的法则。相反地，艾玛这位精神分裂症患者，把"眼睛的翻转者"这一能指完全按照字面意义来理解，而非一种隐喻。然后这一能指被降低到身体的层面上：这是一种词的误用。弗洛伊德因此建立了一种新的概念："疑病症的语言或器官的语言（langage hypocondriaque ou langage d'organe）"，他给予了它极大的重要性，但却并没有获得成功。此外，似乎弗洛伊德并没有对此概念进行深入的探索。

精神运动幻觉与器官的语言的概念因此看起来包含了同样的现象，但这两种理论尽管时间上非常接近，却互相并不了解，即使这两种理论的建立者塞格拉斯与弗洛伊德的出生和死亡都在同一年（1856—1939）。

发现处在幻觉中的主体会说出甚至大声讲出其幻觉，这是塞格拉斯在其职业生涯前期的神来之笔。毋庸置疑，这对于理解幻觉现象是一种进展，这也是拉康在其关于精神病的弗洛伊德派构造的讨论班中着重指出的。但是，如果塞格拉斯终于明白了幻觉是一种语言障碍，正像弗洛伊德所做的，那么他并没有提供我们能指的钥匙。我们认为他仅仅只是对女病人L小姐进行了观察，这位女病人在其视觉冲动中遇到了实在界的挑战：牧师们占据了目光本身的位置。

因此精神运动性幻觉最终被巴亚尔格定义的精神性幻觉的

概念囊括，塞格拉斯最后将它解释为一种涉及语言功能的运动性强迫重复。因此幻觉被公认为是一种语言障碍，弗洛伊德从中得出了能指的价值。

语言"自动的（automatique）"运行同样在发音中被识别，言语上的强迫重复是其范式。克雷佩林已经明确提出了"思考后说话"，大声说话、回音的概念，他把它们称为双重思考（Doppeldenken），这是一种"真正的幻觉"。这自然会导致思想变得拥有（响亮的）声音，能够被周围的人听到，每个人都可以阅读这些思想，并可以重复它们，所有现象都属于思想回音（Gedankenlautwerden）①的范畴。

从称名癖到卸载：吐出自我

语言的这种自动功能似乎在某些症状表现中特别明显，这些症状表现具有特殊的理论价值。

塞格拉斯认为所有的强迫性及有意识的言语幻觉，都应该被纳入沙柯与玛农描述的名为"称名癖"的症候群中。这个词的目的并不是要指明"一种新的病理学类目"，而是"仅仅想要引起对于词或名称在其中发挥了主导作用的这样一个症状群组的关注"。沙柯与玛农注意到源于强迫观念或强迫冲动的，对于

---

① 对于杜恩而言，艾米·克雷佩林是第一位关注思想回音的人，具体内容见其著作《治疗》第三版（德国，莱比锡出版社，1984）（杜恩，《思想的回音》，巴黎，且比出版社，1939）。

词语的所有焦虑的担忧都最终导致了一种"迫切而积极的探索"。他们因而得出推断："必须要［……］选择一个地方"[1]，从他们沉浸的理论背景来看，这对他们来说仅仅是一种"身心衰退（dégénérescence）。"这种称名癖[2]症候群由五种不同的类型组成：

——词的焦虑探索；

——词的强迫与对宣读不可抑制的冲动；

——在交谈中，赋予某些发音词一种致命的特殊意义；

——某些词的保护性影响，可能会促使受试者发音以保护自己免受想象中的威胁；

——通过努力吐出一个词来拒绝这种冲动，这个词成为了一个真正的奇怪的东西。

词作为一种迫害者存在于外界，但它同样也可以作为否定的代替成为密谋者与保护者。

回顾过去，我们可以说在第一种观点中，对于词的焦虑的探索，涉及的词正是被压抑的东西。在对词的探索中，主体面对了自己的分化，词在这里被压抑了，但同时却在焦虑中被探寻。

在接下来的观点中，作为主体性的基础防御机制按照外部和内部、好与坏的角度被使用了。我们最后会意识到，就像我们

---

[1] 沙柯、玛农，《称名癖》，摘自《神经档案》，1885，第157页。

[2] 沙柯、玛农，《称名癖》，摘自《神经档案》，1885，第163页。

后面会看到的那样，被强加的词可以在不同的两种精神结构——神经症或精神病中被找到。

在最后一个也就是第五个类型中，言语精神运动幻觉达到了最强烈的程度，以至于"与幻觉相伴随的精神上的发音动作可以被病人非常清楚地感知到，这可能会让他感觉到嘴里有异物"①。"对于病人而言，这个词变成一个真正的、不适当地被吞下去的，在胃里沉甸甸的，并且可以通过吐唾沫或者咳嗽排出体外的东西。"有时会同时产生一种克制不住的运动，并且在某些情况下，"并不仅仅只是一个动作，也是一种与词一起出现的感觉—运动元素。一些词甚至是噪音转变成一种真正的异物，'这些词进到嘴里，在喉与食道中缓慢前进，一直到达胃，在整个过程中引发越来越严重的不适'。在胃里，感觉变得非常痛苦，噪音与词如同吃了一顿丰盛的饭菜后堆积起来的固体食物一样。因此，病人通过咳嗽，想要吐出这些如同难消化的物质一样的所谓的异物"②。在这种情况下，除了强迫性的词通常诱发的"道德焦虑"之外，还有一种身体上的痛苦，这些痛苦"来源于词语的新品质以及被感知的吞咽的不同声音"③。对于精神病主体而言，此症状符合弗洛伊德的否定（Verneinung）的结构。

---

① 沙柯、玛农，《称名癖》，摘自《神经档案》，1885，第170页。
② 沙柯、玛农，《称名癖》，摘自《神经档案》，1885，第379页。
③ 沙柯、玛农，《称名癖》，摘自《神经档案》，1885，第380页。

塞格拉斯为了形象说明他特别提出来的这一临床事实，于是再次引证L小姐的案例，这位女患者表现出大量伴随着舌头运动的精神运动言语幻觉，这些幻觉"给她带来异物感，使她想让药剂师看看并取出来"。塞格拉斯也注意到①，正是这些发音动作使主体感到嘴里有异物！我们认为异物就是能指的表达。

L小姐的案例很好地对应了这种"各种不同的称名癖，在其中，词似乎凝固，变成一种固体，病人努力把它们吐出去"。塞格拉斯把此案例与杜蒙·德蒙特克斯②的紧张的弹子（chique nerveuse）建立关系，他写道："固着的观念容易转化及移置。此观念刚刚处于额头上，通过转移，来到了舌头上，迫使舌头不停表达这个观念或者那个差不多能代表这个观念的词。除了此现象之外，还有另外一些，我没有在任何同类作品中指出的现象，即一个词，它曾经是抽象的，似乎成为有形体的，并产生了感受。我假设，像一个留在嘴里的没了果肉的樱桃核。这就是我命名的紧张的弹子（chique nerveuse）。"③这非常好地说明了处于两种功能，食物与分配者之间的冲动的双重性。

在言语幻想的内部，这一致力于幻觉性强迫与称名癖问题的小小的发展，组成了一块检验精神运动幻觉理论的试金石。因为对于我们而言，此称名癖的症候群是围绕着主体、强迫冲

---

① 朱尔斯·塞格拉斯，法国精神分析学会，1891年10月30日的讨论班，第128页。
② 朱尔斯·塞格拉斯，《疯子们身上的语言障碍》，巴黎，鲁夫出版社，1892，第170页。
③ 杜蒙·德蒙特克斯，《医学遗嘱》，1865，第514页，摘自塞格拉斯的《疯子们身上的语言障碍》，巴黎，鲁夫出版社，第170—171页。

动（行为）与话语（能指的发出）的问题展开的。最终这与弗洛伊德在其作品《否定》（*Die Verneinung; La dénégation*）中提出的构造性的本质问题相吻合。我们这里说的否定与摄取，对于精神病的结构而言，就像在实在界中（Réel）表达的那样。

假如我们根据弗洛伊德的概念重新去看最后这一种称名癖类型，即想要咳出词语的强迫冲动的话，冲动地吐出一个词。我们可以说，沙柯与玛农真正地研究了口腔冲动的结构，在之前的类别中，他们仅仅只是描述了一些防御机制（阻止，取消，投射，驱逐，反应形成……）。词就在这里，在外面，如同迫害者（不好的）或相反，像一个密谋者一样存在，试图否定从外面来的东西。

随着这种症状，即吐出一个词的冲动，我们确实可以说，沙柯与玛农遇到了冲动的问题和弗洛伊德的概念"肯定／驱逐"（德语，Bejahung／Ausstossung；法语，affirmation／expulsion），这两个概念成为主体结构的核心。这就是被让·海波利特[1]（Jean Hyppolite）[2]视作主体诞生的神话，即主体被能指分裂的神话（依据拉康的说法）。

在《否定》（德语，Die Verneinung；法语，La dénégation）中，弗洛伊德再次提及赋予的判断与存在之间的区别。判断是

---

[1] 让·海波利特（Jean Hyppolite，1907—1968），法国哲学家。——译者注

[2] 雅克·拉康，《让·海波利特对弗洛伊德的"否定"的评论》，摘自《书写》，巴黎，门槛出版社，2001，第879—887页。

建立在原始的自我—快乐（moi-plaisir originel）语言的口腔冲动之上的：在里面的是好的，是被摄取的（法语，introjecté；德语，Bejahung），在外面的是坏的，是被摒弃的（法语，rejeté；德语，Ausstossung）。从自我—快乐中发展出了最终的现实自我（le moi réel），对于存在而言，外面与里面的问题通过一些新的术语提出来。这涉及在自我中存在的一个东西是否也能在（现实）感知中找到其表象。"非现实的（non réel）仅仅呈现一种只是内部的主体性的东西，他者，现实，则同样也出现在外部。"①

依据弗洛伊德的结论，现实检验的首要目的并不是要在感知中找到一个与现实客体相对应的表象，而是要再发现，"相信它仍然是存在的"。拉康，参考了海波利特的评论，提出"我们承担了一种我们可以称之为直接的象征界与实在界的交叉，这是在没有想象界作为中介的情况下进行的，但它通过（拥有一种否认形式的）最初被排除在象征之外的东西来作为中介"②。那个被象征化的，在第一时间排除在外的东西，正是弗洛伊德在《科学心理学大纲》③中发现的作为内源性的刺激的物（das Ding）："由于其奇怪的性质，此元素一开始就被主体排除在其同类（Nebenmensch）的经验之外。"④这使得这一中介过程以一种否定的形式进行，这就是否定的符号。

---

① 弗洛伊德，《否定》，特维、雷斯的新翻译与评论，摘自杂志《科柯－艾伦》，1992。
② 雅克·拉康，《书写》，巴黎，门槛出版社，2001，第383页。
③ 弗洛伊德，《精神分析的诞生》，摘自《科学心理学大纲》，巴黎，PUF出版社，1979，第336页。
④ 雅克·拉康，《讨论班，第七本，精神分析的伦理》，巴黎，门槛出版社，1986，第64—65页。

在沙柯与玛农的文章中，L小姐[1]的话语很好地表达了此问题："她说，这些词，来到她的嘴巴里，似乎她把它们当作一种固体食物吞下肚去，如果她不赶紧把它们吐在地上或手帕上，她就会非常痛苦。她补充道，她感到胃里如有一块铅球使她窒息，会出现严重的消化不良，甚至有时会呕吐。"依据弗洛伊德和拉康的观点，我们可以假定排除（die Ausstossung）在没有中介的情况下发生在实在界中：她吐出词语[2]。对于精神病患者，象征功能的缺失，否定是一种丧失，主体没有穿越象征性阉割的考验。这些缺乏的极端表现存在于科塔尔综合症中，被塞格拉斯命名为"否定的妄想"。否定是没有中介的，是绝对化的，主体否定一切，甚至否定自己的器官。"我没有嘴"可以被当作此妄想的一种提法，其中正是对于"摄取（Bejahung）"的彻底驳斥。此处，并不是词被驱逐了，而是器官，甚至是言语被驱逐了。因此忧郁症提供了比科塔尔综合症更完整的临床图景，缄默症和厌食症也被纳入其中。

---

① 朱尔斯·塞格拉斯，《疯子们身上的语言障碍》，巴黎，鲁夫出版社，第381页。

② 拉康创造的新词，"la crachose（吐物）"，摘自1977年10月15日的《总结的时刻》这一讨论班中。在我们看来，这和沙柯与玛农及其他人所描述的现象完全一致。"如果我们在象征界与实在界之间系一个结，就像这里展现的一样（波罗米结），这当然将是很理想的，即，因为词成了物。弗洛伊德的物（Chose freudienne），弗洛伊德的吐物，我说的恰恰是词与物的不相符才是我们面对的情况；我称之为的弗洛伊德的物（Chose freudienne），是指词被浇筑在物中。但事实上，这就是事实，其中既没有唾沫，也没有吐物。象征界的一致只能幻想性地形成物，因而象征界的环与实在界的关系，或实在界与象征界的关系无法连接起来。""吐物"这一概念最近被（巴黎第八大学教授）皮埃尔·纳沃采用在其关于一例厌食—暴食症的个案中，此文章发表于刊物《弗洛伊德事业的新刊》，第59期，《焦虑的好用法》，拿瓦汉出版社，2005。

摧毁语言，沃尔夫森与其他语言

吐出作为迫害者的词语可以被看作是一种构建的尝试，一种最小的增补（suppléance），但一些主体制定的策略更复杂。这正是路易·沃尔夫森①（Louis Wolfson）②的案例，他无法忍受听到英语——他的母语，为了不让自己被周围围绕着的母语侵入，他发明了一种装置。在来到市场之前，他发明了一种"随身听"，由一副听诊器组成，他把它挂在耳朵上，下端连接在便携式录音机上。因此他可以随心所欲地与周围环境断开联系，可以随意调节录音机的音量，并同时阅读外文刊物。沃尔夫森母亲的言语与发出的噪声令他难以忍受，因为她打断了他的学习。她在整理物品时常常发出很大的噪声！当她不在时，这个自称是"处于精神分裂症语言中的大学生"，虽然患有厌食症，但却开始沉湎于美食的狂欢中，打开食品罐头，吞下里面的东西。这些盒子当然贴着标签，但他禁止自己去阅读它们，因为标签上印的都是英文，他母亲的语言。这显然对他是有害的，因为他并不知道这些食物是否适合自己食用。吃也许变得危险起来，因为食物就像母亲一样，会分散学习注意力，使人很昏

---

① 路易·沃尔夫森（Louis Wolfson，1931— ），美国作家，但用法语写作。他在童年时就被诊断为精神分裂症。——译者注
② 路易·沃尔夫森，《分裂与语言》，巴黎，伽里玛出版社，1970。

沉，因为食物中含有"旋毛虫，绦虫，蛔虫，蛲虫，钩虫，双盘吸虫，线虫"。因此，他用一只眼睛，模模糊糊地看盒子上的标签，并寻找一些容易用自己独特的系统来转化的简单的说明文字。他匹配那些化学结构和外语词。这种转换是通过把一些化学公式和外语词的语音等同起来完成的。因此，他在食物与词之间建立了等效："他把4或5个词重复20或30次，他贪婪地摄入了大量的卡路里，等同于第二组数的上百倍的卡路里，或者第一组数字的上千倍的卡路里。"①

沃尔夫森构思了一种东拼西凑的语言，可比拟乔伊斯在《芬尼根的守灵夜》中使用的语言，以谐音的方式按字母对译英语，构成一种由几种语言的特殊表达方式形成的语言。

正如我们看到的，他拒绝说自己的母语，同时苛刻地要求父母为了他再次重新讲他们已经"忘记"的他们原本的母语，意第绪语（他自己拼凑的语言是德语和希伯来词的混合语），并要求他在加拿大的岳父说法语。这有助于改善家庭关系。我们可以认为，沃尔夫森的这个工作占据了他所有的时间，在其主体结构的缺陷上建构了一种增补，这正是拉康称为的圣状（sinthome）。

通过经典的精神病学确定了称名癖，根据否定（Verneinung）的结构类别，我们提出新的看法，在精神分析和病理学

---

① 路易·沃尔夫森，《分裂与语言》，巴黎，伽里玛出版社，1970，第49页。

之间建立一个联系，然后阐明了增补的问题，即症状被认为是象征界、实在界与想象界的节点。

下面我们介绍一例对精神病患者的精神分析治疗个案，这个案例明确地为我们呈现一种增补的尝试，并强调了初始结构点，即能指的纳入（体内）。

毒物与圣状：一典型案例

拉康表示，某些与创造相连的症状允许某些主体，将本来不相连的三个实体，即实在界、象征界与想象界结合在一起。他提出了临床假设，通过其书写工作，作家乔伊斯获得了一种"增补"（suppléance），因此，我们这里说的是一种未发作的精神病结构。此文学工作使稳定成为可能，并且这就是为什么分析工作对这些创造者的特殊案例没有任何作用。

从另一方面讲，我们认为在大部分的精神病主体身上，经常出现用文字表示的功能，不论是在妄想的情况下，还是在不断需要创造的情况下（有些精神病主体以绘画或写诗的方式表达……）。但他们很少通过他们做的这些完成拉康描绘的打结。在移情的框架中，分析工作通过地址的功能，应该能够让圣状建立起来。

病人 M. A. 的案例显示了一种创造的必要性，以及通过圣状完成增补的不可能性，依据这种不可能性，分析家可以在移情的框架中操作。他的记录在可能的情况下，保存了病人的许多行为，从中我们可以逐渐提炼出移情动力的提纲，这一移情的动力在精神病患者那里是如此地形成问题，以至于在某个时候我们会做出一个行动，一种我们称之为的干预。这和阐释是有区别的，阐释是在神经症的情境中针对被压抑的东西进行解释。我们是在文字享乐、器官享乐以及在同音异义的模板中的主体的想象性认同的交汇点上做出这一行动的。其效果在于将主体装载到其个人经历的能指链上，并以此看到病人的痛苦有所减轻，获得相对的稳定。

当我第一次遇到病人 M. A. 时，是在他多次由于谵妄发作、解离或自杀未遂入住精神病院后，他那时处于强烈的身体碎片化的焦虑中。长期以来无法阅读或书写，有长达十多年的吸食海洛因的经历……

能指客体：文字

病人 M. A. 的问题是关于写作的行为，他抱怨无法写作。"我是一个无法写作的作家，是一个不幸的作家。"他渴望写作，再次拥有自己的语言，并认为通过写作，可以走出精神病医院。他，一名"存在（文学）的学生"[①]，一直认为自己是一位作

[①] 存在（文学）的学生（l'étudiant en l'être），是一个文字游戏，病人自创了这个词组，l'être（存在）与 lettre（文学）在法语中发音相同，病人做了一个谐音游戏。

家，"有些东西远远超越了我"，他渴望成为艺术家，靠自己的作品为生，但不知道该找谁出版。

当他可以再次阅读时，他说，"读起来很顺畅，但是我的声音在没有我的情况下思考"。正如我们已经强调过的，这个第二种表达，显得更加符合精神病的我思（cogito）。

病人M.A.认为："当我讲话，写作时，我会有标点的问题。"事实上，他的头脑中充满了能指链的音位学属性，这些音位学的划分对他来说是一个问题，他对词语的多义性感到非常困扰，除此之外，他对于句子的不同解读都是建立在同音异义的基础上的。当他写作时，他渴望写出音素、声音、音乐！他把写作当作一种去标记的工作，一种让事物回到零度的方法。

"我的生活中没有图像，这就是为什么当我说话时，看到的都是书面文字。[……]。我倾向于认为言语是编码的，不自然的，是人为的，因为我们可以解释它。我说的话，是一篇文章。[……] 别人改变了我的语言。"因此，这涉及的是一种实在界脱离了象征界，言语变成了文字的现象。他质询的是被说出的或被听到的词，并且基于这一事实，其中包含了表象以及形成了一种图像。正是在这一点上，他对想象的现象本身提出质疑。

病人M. A.宣称，在古老的埃及，曾经存在一些誊写人，后者记录下一些行政文书，"这就是我在做的，所有我写下的内容，都是行政，甚至当我写诗时，也是管理"①。然而，他喜欢书写"800页的慈善作品""为了可以重新找到人类社群来'管理圣体'"……我们来看看为什么。

在分析晤谈之前，为了恢复平静，他需要吞下新科迪恩②（药片）。病人M. A.说："好像我吞下了一些珍珠"，同时指出："我曾经需要把所有东西都打碎"，"毒品不是解决办法，但让我得到加强"……"（服下）新科迪恩是一个简单的动作"。药物是其身体外部的一个东西，但它却能同时进入身体中，对于他而言，服用有毒物质的行为填补了身体的统一性上的丧失。

他退回到食人肉者的实在界中，其中吞食，即吞食具体化的大他者（Autre），而非大他者的能指。但不仅仅只有服药的行为……他同样也在治疗的工作中得到加强。

写作，药的地点与大他者的地址

（pharmakon = "药""毒药""毒品""春药"）

---

① 此处，我们可以观察到精神病主体创作对当代文学的影响与干扰。"为什么此匿名的话语，没有作者，不是书籍的形式，短促地存在并传送着欲望，难道它不想提醒我们一些重要的事情吗？即使我们称之为文学，是否也想告诉我们一些东西？"摘自贝伦松，《未来之书》，巴黎，伽里玛出版社，1959，第292页。

② Néo-codion，此药片的主要成分之一为可待因（Codéine），它是一种类吗啡，通过对大脑的作用缓解咳嗽症状，但所需的剂量超过Néo-codion药片所含量。其不良反应值得引起注意：它可能导致呼吸衰退、严重嗜睡（特别是一些身体会快速将可待因转化为吗啡成分的人群）。这种药片可能成瘾，它有时被吸毒者用来"过毒瘾"。Néo-codion药片另外的两种主要成分：药用干胶草（Grindélia）和愈创木酚磺酸钾（Sulfoga.acol）有祛痰功效，但对干咳患者没什么作用。——译者注

十多年以来，我收到大量（来自病人 M. A.）的信件和文字，超过几千封信（我还没有计算过……），其中第一封信本可以作为新科迪恩的药品说明书。

他在信中这样对我说："新科迪恩……包含所有您想要的，特别是新词，在这个词中，有许多的浓缩物……这个名词本身就很重要，您将会学到很多东西［……］。这封信，就是我给您寄的信息，这封信作为一个客体是重要的，邮票同样也重要。"他因此指明这封信如同一个客体一样重要，同样在信上面的图像也很重要，信中包含的图像超过其应有的价值。这个名字，新科迪恩，我们花了几个月的时间来确定其象征性的串联。当然，这是一个远远无法耗尽的串联，因为从某种程度上讲，它是一个几乎可以代表一切的能指。因此，新科迪恩，作为盒子里的一种物质，允许了身体的享乐，它是一个分离开的客体（*a*），作为药物的专有名词，它是一个能指。新科迪恩，应从意义，从客体和其享乐价值的方面来看待其能指的价值①。毒物癖的享乐已经在他身上成为一种防御，对抗精神病虚无的享乐，它通过新科迪恩这个能指，变成了可计量的享乐。顺便说一句，

---

① 对于神经症，享乐是属于无意欲望的范畴，在其中，通过象征性阉割的活动，身体变成"享乐的沙漠"。享乐被局限在性感区（冲动）。享乐这一术语是由拉康引入的，他继续扩展了弗洛伊德关于满足（Befriedigung 这一术语）的制作。享乐与快乐截然不同，快乐，指明了一种对于最基本的心理机制的压力的降低。对于精神病，在主体的身体中蔓延了一种迁移的享乐的回转。参见史瑞伯主席（Le président Schreber）：弗洛伊德强调说在其妄想中"上帝自己苛求在史瑞伯身上找到一种快感"。

他一天吞下的许多小药片的数量有时是特定的。

"创作，是狗屎"

我们可以在病人 M. A. 的论调里发现口腔客体到肛门客体的过渡，以及此客体在身体中的流转。"每天，我都去药店，买一盒 10.60 法郎的新科迪恩，我认得这个卖药的伙计。我问自己说什么时候才能结束？这个卖药的伙计还是我？"几个月之后他补充道："我也可以吞下一枚 10 法郎的硬币，或者香烟盒子上的单峰驼图案。[……] 新科迪恩，我在厕所里面吞下它，以往这是我最后去的一个地方，现在，是第一个要去的。"

当他偶尔停止服用新科迪恩时，就应该去一些"肮脏的地方"以便于写作，就像过去他第一次尝试在"卫生纸"上写作时一样。就这一点，我们不得不提到乔伊斯的双关语（le jeu de mot），"A letter，litter"（文字，垃圾），"一个文字，一坨垃圾"。①文字表示废弃物，当我们用一些文字来做游戏时，我们只能制造出一个废弃物——客体。他问道："我们吞下的东西变成了什么？"然后宣布："创作，人类的工作，就是大便，狗屎，物质。"

---

① 雅克·拉康引用了乔伊斯的这个双关语，并且在他的两篇文章中视字母为草芥：《文字涂抹地》，摘自《文学作品》，第3期，1971，第3页，以及《一个不假装的辞说》，《文明，就是残渣，最大泄殖腔》，《丝丽色》杂志，第6期，第61页，巴黎，门槛出版社，1976。

最后的这段话让我们想到拉康及其文章《乔伊斯症状》，当他反讽并写到，文明即阴沟①（我们从消失的文明中找到的都是一些垃圾），他在乔伊斯所作的书写工作与某些精神病患者难以拥有身体之间建立了一种联系②。

M. A. 报告了不同的放弃的经验："我发现的第一个东西，就是垃圾场，那里有一些老鼠，是一些可以带来安慰的同伴们。垃圾场，垃圾，并不会让我感到厌恶。"在放弃他的同伴们后，他成了垃圾场旁边的老鼠。

作为增补的新科迪恩？

M. A. 给自己服的药是否使书写的圣状（le sinthome écriture）失败了？

"当我走进一间药店询问这个破玩意儿时，我对自己说现在可以写作了"，"我渴望写作"，可是 M. A. 仍然注意到"当我服用新科迪恩时，我无法写作，为什么我不能说我的语言？"

他低语道："我总是服用很多新科迪恩，这是一个象征性的

---

① 雅克·拉康在其文章《乔伊斯症状》中如此断言，第570页，摘自《书写》，巴黎，门槛出版社，2001。

② 雅克·拉康描述道："……毫无疑问的是那些乔伊斯留下的东西［……］这些东西在卫生纸上破裂了，随即字母们就散开了。当我们关注抄写员时，是为了身体的支配关系，为了身—支配关系。因此，他说最后已知的词白天一意义（day-sens），最终形成了文字症状的新意义。此后，可理解的点是一个人显示自己掌握的阶梯"，摘自《书写》，巴黎，门槛出版社，2001，第570页。

行为，这不是药……我来，我询问，我离开，我吞下某个东西。和我自己领圣体。这就是弥撒，好像我在被迫做弥撒。这是我的身体。"服用新科迪恩，他在想象中把这当作圣餐仪式的替代，也就是符号的摄取，这在构造上与父姓的能指（signifiant du Nom-du-Père）连在一起。然而，这种尝试被在实在界中起作用的毒性阻碍了，因此他从中获得的享乐并不是作为象征链产物的剩余享乐（plus-de-jouir）。新科迪恩，作为一种物质，在想象界形成义肢，并且使他找到其身体暂时且相对的统一性。但是，作为一个专有名词，新科迪恩确实无法保证太一（trait unaire）的功能。利用药物，他体验到一种并不是写书的享乐。新科迪恩因此是一种使他能够通过将其纳入体内从而体验到成为太一（Un），并"重新找到自身面目"的解决办法。依据拉康，身体"……非常明显的是太一（Un）的形式之一，这让一些东西聚在了一起。这就是弗洛伊德提倡的单数形式，而且，说实话，这种形式确实使弗洛伊德提出的厄洛斯（Éros）和塔纳托斯（Thanathos）的二元对立理论遭到了质疑①。

"老鼠"转移中的一个能指：图腾动物

服用药物有时会让 M. A. 陷入巨大的焦虑中。"我对着药物

---

① 雅克·拉康，《讨论班，第十九本，……最糟的东西》，1972 年 3 月 15 日（未出版）。

讲话，我们很近，我吞下它。"我们可以看到纳入体内这一机制的最形象的图景……"新科迪恩，就像一个人。"

药物是一个完整、全面的客体。所有的一切都写在盒子上，并且说明书形成了一个意义："上面有很多东西，这是一个完整的客体。在药品中，我看到了所有东西，'布沙蛤（Bouchara）'是一个药厂的名称，我想象一张老鼠的嘴，这让我开心。"

然后我告诉M. A.，他正在吞食老鼠。这产生了一个效果，他在接下来的治疗中向我报告说，他看到老鼠从他身体里出来："我看到一些老鼠从我嘴里不断跑出来，这并不是真的让人厌恶，我和老鼠在一起很好，老鼠把我的脚炸飞了，从我的手和脑袋里冲出来。"（M. A.被能指穿越了……）

在吃掉老鼠，"血中沾染了老鼠"之后，M. A.说自己幻想用绳子牵着一只老鼠，和这只聪明的老鼠一起散步："它看着我的眼睛，它可能会咬人……"我的干预是迫害式的，我才是那只可能会咬人的聪明老鼠，但我被紧紧地拴起来，我才是他带着闲逛的那只老鼠。然而，这个干预确定M. A.相对于这个能指（老鼠）是一个主体，这产生了效果，其中包括引起了对他自身经历的联想，就像神经症患者那样去联想。因此，M. A.联想到了与祖父相关的一个回忆，祖父告诉他在潜水艇里曾经有一些吃耳朵的老鼠。那么，我们可以注意到M. A.的祖父才是那个被威胁吞食的人。

因此，接下来的时间，他认同吃耳朵的老鼠：我作为分析家是那个倾听的耳朵，也是那个他在里面放了新科迪恩的耳朵。M. A.认同了这个死去的祖父，把我也放置在这位祖父的位置上，也就是说全能的大他者（Autre tout puissant）的位置上。因为这位祖父，在家族里是一位大权独揽的人物（他尤其被这个祖父看重），从祖父的书房里通过对话机可以听到房子里所有的对话。

　　M. A.回忆起一个矛盾的情形，在其中，他是"被药物食用的人"。我是那个倾听的耳朵，也是那个贪婪地吃他的老鼠①。我们在此处发现了一种冲动来往返复的图景：吞食，被吞食，但由于没法在幻想中稳固自己的位置，M. A.展现出一种毒物癖的享乐。新科迪恩为身体带来一股暖流："我使自己身体内部重新暖和起来，我吞下两只老鼠，这使我振作起来。""他再次讲到，老鼠，在亚洲是一种神圣的动物，有鼠年。老鼠是第一个来到菩萨面前的动物。"

　　由于取消了预约，并且不知道什么时候才可以重新恢复治疗工作，我通知M. A.会尽快回他电话。当他重新回到工作中时，他对我说之前非常害怕，并送给我一个包裹，这是一个送

---

① 弗洛伊德在《图腾与禁忌》中构建了一种"必要的假想"。他制作了一个神话，其中父亲被自己的儿子们杀死，然后儿子们在一场图腾式的进餐仪式中食用父亲，以便于获得父亲的才能。这就解释了弗洛伊德称之为的第一种类型的认同机制"摄取（incorporation）"。另外，弗洛伊德在此文章中评价，根据对恐惧症案例的分析，在图腾制度的样式中，我们可以用父亲替换图腾动物。在精神病中，恐惧是一种出口、失败。M.A.的老鼠在这些处恰恰是丧失的能指，即父姓（的丧失）。

给我的礼物。是他从一本书里撕下来的一幅版画：修普诺斯①，并把它装在相框里。因此，当我有消失的危险时，他送给我一幅耳朵上长了一副阳具式翅膀的修普诺斯的艺术品。

再回到药盒上注明的药厂名称，M. A.制作了一个同音异义的词，嘴—老鼠（bouche-à-rats）。此同音异义词包含两个能指，一个是指身体的功能，也就是指冲动的区域，嘴。另一个属于客体（老鼠），处于几乎忧郁症状态中的他是认同这个客体的。

那些M. A.从（分析家）的大他者得到的，正是一种幻想的形式；一种行为——吞食，以及一个客体——老鼠。在这种幻想中，给予他的正是一个主动的主体位置。

我的干预效力可以分为三个阶段。

第一阶段：登录客体的能指以幻觉的模式，而不是以幻想中的客体（a）的形式重新回到实在界中。排出②（Ausstossung）通过身体想象性的统一体的碎片化表现出来。弗洛伊德同样在其文章中这样写道："否定（Die Verneinung）""在最早期的冲动运动的语言中表达出来，口腔期：这个，我想要这个，我想吃这个或我要吐出来，然后接着是移置：这个，我想要把它放

---

① 这幅图表达的是"修普诺斯，睡眠的拟人化，他是死神塔的孪生兄弟，因此他有一个温和的形象。有翅膀的天才，'为了世人们，他十分温柔而平静地飞舞着'，赫西俄德说。有时他会扮演在石棺上睡着的小男孩，胳膊搭在倒下的灯台上面。他的标志是号角与罂粟"。摘自乔尔·施密特（Joël Schmidt），《希腊与罗马神话词典》，巴黎，拉鲁斯出版社，1865。

② 弗洛伊德，《否定》，特维、雷斯的新翻译与评论，摘自杂志《科柯—艾伦》，1982。

在我里面，我想把它排出来。因此，那些（东西）应该在我里面或在我外面。正如我在其他地方展开论述的那样，原初的自我—快乐想把所有好的东西注入他的里面，把坏的东西排出来。坏的，作为自我的异物的东西，在外面的东西，对于自身而言，最开始的时候（和好的东西）是没有差别的"。拉康，在对海波利特针对 Verneinung① 做的评论的回应中，在排出（Ausstossung）与拒绝（Verwerfung）之间建立了一种关联，拒绝是关于狼人（Homme aux loups）的断指幻觉的。这涉及那些在原初象征化中被切断的东西返回到了实在界。

第二阶段：在围绕着分析家的在场，通过幻想的形式想象性构成的产物中，M.A.将采取不同的主体性位置。具有侵略性的口腔期冲动首先处于分析家这边；而处在一种几乎是恐惧症的立场中的他被赋予了大他者的享乐。尽管认同于客体，但这里，他并不在一个忧郁的位置上。在超越了幻觉阶段之后，M.A.先后采取了两种主体性位置，第二种与时间连在一起，他抱怨自己不知道在分析中讲了什么，甚至带来了一个录音机。然后，他想把想象中出现的知识引入分析家的耳朵里。之后他通过唤起童年的记忆，将自己与童年的故事，即祖父的记忆联系在一起，在他的故事中，祖父威胁要让他的耳朵被老鼠吃掉。他在倾听祖父的故事时，祖父就是迫害者，在冲动新的逆转中，M.A.

---

① 雅克·拉康，《书写》，巴黎，门槛出版社，2001，第381—399页。

认同于威胁咬掉分析家耳朵的老鼠，他是主动的，他就不再处于恐惧的情境中了。

最后是第三阶段：M.A.将解决自己攻击性的问题，这是和他想象性的关系一直占据了至上位置连在一起的。他送分析家礼物这一行动具有的象征性价值起到了安抚的作用，这幅有着独特的谜一样的翅膀—耳朵的修普诺斯的版画是一个爱的礼物。

可以得出这样的结论：幻想的形式 ①使他能够为自己的现实提供一个框架，换句话说就是提供某种稳定性。

然而，这让我们可以强调这样一个事实，即这样一种拼凑合成首先是建立在真正的书面模具上的，这揭示出拉康称之为呀呀语（lalangue）的非本质性的运作。

"其中也有图书馆的老鼠，老鼠们吞食着纸张，我，吞食着

---

① 幻想的形式套在及物动词主语与被动宾语的想象性关系上面，与幻想的结构是不同的，因此拉康制作了基式（mathème）$<> a（$代表被画杠的主体；<>代表幻想；a代表客体小a——译者注）。在第一种情况中，涉及一种如镜面反射般的想象性客体，小他者（相似的人）；在第二种情况中，涉及的是永远丢失的客体，产生于突然地涌现，同时在原初异化（aliénation première）中抹去了主体的能指。实在的客体，包含着小a，与主体存在的丢失相互关联。但作为一种产物，它同时是欲望的动因，这意味着作为一个冲动的客体，它可鉴别大他者的请求，因为欲望并不是需求。对于在它结构中幻想的功能，应该在分离之后接继异化（参见雅克·拉康，《讨论班，第十一本，精神分析的四个基本概念》，巴黎，门槛出版社，1973，第185—195页），通过前者，在无意识中大他者的欲望的能指失去了位置（在大他者中能指的缺失）。对于精神病结构而言，分离的过程并没有发生。对于大他者请求的可鉴别的客体小a并没有提取出来："正是作为幻想中表象的典型，即如同原初被压抑的主体，$，欲望的s加一杠，这里支撑了一个现实的领域，并且它仅仅只支撑住客体小a的提取，从而给予它一种框架"（雅克·拉康，《书写》，巴黎，门槛出版社，2001，第554页）。我的分析者身上体验到的现象，无法想象，也无法在镜中看到⋯⋯我假定这就是转称的爱。对拉康而言，爱不是冲动的，此爱使他把一种幻想的想象性形式运转起来，在一种"给予我们没有的"形式中，他的逆转，在修普诺斯的耳翼中形象化了。

老鼠。"最终他得出这样一个结论："毒品不再是一种文学经验了。"①

M.A.在第一封信中给我寄了新科迪恩的说明书后，这一药物的专有名称便充满了混合着客体与能指的价值。围绕着它们，M.A.做了一些移置（déplacement）；从书面模具开始，他实现了辨认。

我们可以把新科迪恩的能指，即他自称的这个新词，与（史瑞伯主席类型的）幻觉性新词，和"记事本（calepin）"这一新词的作用进行对比（此词是当他在电话里听到一位医生请他等待时，拿起他的记事本记下约会时间时听到的），所有这些都是迫害性的，就像"你是诗人吗?"这句问话一样。考虑到谈到了其身体，同时这也是他童年时用来书写的载体，记事本对我们来说可能是具有意义的。但是，在他这一方面，M. A.把"记事本（calepin）"解读为"淘气鬼（galopin）"，因此他给了以下的定义："某人拿空了冰箱。"我们这里要面对的是一个谵妄的领域。

相反地，他的创造能力建立在能指新科迪恩与其命名的产物之间的换喻近义词的使用上面。因此，一方面他在摆弄这个

---

① 如果我们参照布洛赫词典中"法典（code）"（新—法典，néo-code）这一词的词源学来由，冯·瓦尔特堡使我们意识到"法典"最初被采用是在13世纪，借用了法律上的拉丁语 codex，本义是"木板"，延续为"小木板，文集，书"。再回到1926年，该词被用作药房术语……codia，"罂粟头"。因此，我们可以说吞食新科迪恩的药片，即吞下一本完整的书，他把它纳入体内。

书面模具，另一方面由此带来的产物对他的身体有影响。他因而获得了一种这一享乐能指的替用品，也就是阳具。但它被证明是不足够的，因为这个允许弥补阳具式享乐的缺乏的唯一享乐正是文字本身。毒品提供给他一种更加直接的身体上的享乐，但这既是摧毁性的，也是不定位的，是和丧失（forclusion）连在一起的。

在"新科迪恩（Néo-Codion）"的换喻最邻近的词中，通过同音异义的文字游戏，"布沙蛤（Bouchara）"提升了"老鼠"这个能指，它将作为转移的能指发挥作用。在与分析家的关系中，能指处于第三者的位置，将在长期的分析工作中表达其含义。

从"新科迪恩（Néo-Codion）"到"老鼠"，通过一次次分析工作，（老鼠）这一能指可以进入主体个人经历的框架中，为了另一能指（祖父）而代表了主体。

M.A.继续给我寄来很多信，其数量无疑对应着分析的次数，以及他日常吞下的药片数量，等等。但现在，他似乎需要把我的在场—缺席赋予价值，并用他的在场—缺席来标记我的在场—缺席。因为虽然他只是有时来做治疗，但是同样缺席一定数量的分析晤谈。

4. 幻觉中固有的主体

前面我们已经探讨了主体的问题，此主体在幻觉（来自外部的声音）中呈现出"完全袒露"的分裂。当涉及父姓的能指功能如同一种锚定点（point de capiton）（压抑的返回）时，主体的划分处于知道与真理之间。

现在我们从另外一个角度讨论精神病的主体：主体作为其幻觉的固有部分。它经历了拉康称为的废除了时空的时间漏斗[①]（entonnoir temporel），废除了时间与空间。在精神病学的历史中，盖坦·加蒂安·克莱兰堡（Gaëtan Gatian de Clérambault）[②]从心理自动症开始为此问题开辟了一条道路[③]。

克莱兰堡，心理自动症的症候群与自我的分裂

如果分裂的概念是法国学校里精神病学的一个关键概念，

[①] 雅克·拉康注意到，缄默症患者在产生幻觉之后会马上遭遇时间的深渊："他不仅仅只是深陷在静止的姿态里，而是处在某种时间漏斗中。他从其中回来，却无法计算自己下降和上升的圈数，他回到我们时空表面完全不取决于其努力"，《书写》，巴黎，门槛出版社，2001，第390页。

[②] 盖坦·加蒂安·克莱兰堡（Gaëtan Gatian de Clérambault，1872—1934），法国精神病学家、精神科医师，1920年于巴黎特设诊疗所担任主任医师，以研究被受妄想症、精神自动症著名。克莱兰堡是雅克·拉康的老师，被其称为"我们在精神医学里唯一的大师"。1934年，半盲的克莱兰堡于家中持左轮手枪对镜自杀。——译者注

[③] 参见我的作品，《乔治·德·克莱兰堡：从症候群到结构》，摘自《临床心理学》，以及《谵妄与机械论》，摘自《精神病思想与创作体系》，图鲁兹，埃雷斯出版社。

那么被雅内理论化的"后天获得的综合（思维）的分裂或瓦解"，则反映了精神结构"分裂（scission）"的观念。这让我们可以接受许多心理病理现象，诸如幻觉、谵妄或者强迫观念，见证（不是弗洛伊德的）无意识的存在。

雅内的报告完全值得我们关注，但另一位伟大的法国临床学家克莱兰堡关于心理自动症的症候群的工作引起了我们的特别关注，他在1920年至1926年间对此进行了描绘，并把这和长期在病人的妄想中观察到的一些精神病理现象连在一起。

事实上，克莱兰堡单独地把这个先于谵妄或幻觉表现之前根本的和最初的心理自动症的症候群提出来进行研究，此时，主体会觉得大脑被操控了，被渗透进了一些奇怪的想法，其内部语言在重复，思想与行动被操纵及议论。这些特殊的现象在主体的头脑中以一种他无法再认作是自身的奇怪形式回荡着，他的思想对他来说变得陌生。主体把这些现象解释为一个迫害系统的结果。

此症候群在精神病现象学中是常见的，在目前的临床中仍然存在非常多的变异。主体不再认识到自己是话语的发出者，如今，大多数情况下是远程通讯（电话，录音机，无线电广播……）提供了那个讲话的、发送或传送的妄想的具象表现。这也正是一位女分析者的情形，她宣布道："人们在我与机器……，电脑……，卫星之间进行干扰。我与电视进行交流，它们在我的脑子里，监视我……"她是全视者的猎物，并且非常明确地告诉我们："在居室①里，我每天都像这么过，一天24小时……我，不只是三个月……"

在克莱兰堡的《论幻觉》一书中②，艾里指出有很多有幻觉的人都在不断地提出一些问题，例如："这个在我身上产生影响或讲话的大他者是谁？""谁在讲话？我不知道，但它在讲。是一部机器在讲。"并且他们承认大部分时间都不知这些话语的出处。"我不知道这是谁。很可能是一些疯子［……］但，我知道的是，只是我听到的这些话语，他们在我的思想里图谋着、猜测着。"当这不是机械方式的时候，（磁力、暗示、射线，等等）"但是，最终经历的体验赋予了病人一种妄想的意义，这种意义在本质上就是通过语声表达的迫害"③。在症候群发展的过程中，当主体可以解释发生在自己身上的事情时，会常常觉得有一台机器在操纵或影响他。

1919年，陶斯克在一篇出色的文章中描述了他称之为的"影响人的机器及其在精神分裂症中的起源"。这涉及妄想构建的一个仪器，一台神秘的机器，"病人只能通过影射指出其构造。它由一些盒子、手柄、操纵杆、齿轮、线、电池等组成。有文化的病人们利用他们掌握的技术知识，努力猜测此装置的组成。随着技术科学逐渐发展，人们越来越意识到，所有被技

---

① 一档电视真人秀，节目参与者一天24小时都被拍摄着。
② 艾里，《论幻觉》，卷一，巴黎，石匠出版社，1973，第214页。
③ 艾里，《论幻觉》，卷一，巴黎，石匠出版社，1973，第214页。

术驯化的自然力都被用来解释这种装置的工作原理；但并不是所有的人类干预措施都能解释这台机器的那些值得注意的行动。病人由于它们而觉得受到了迫害"[1]。

影响人的机器这一概念是病人的晚期表现，这是随着对于因果关系的需求开始出现的。今天，技术的发展使更多的现象变得平常起来，所有的机器都在侵入我们的生活……弗洛伊德在《分析中的建构[2]》（1937）中提出一种涉及核心的历史真相的假设。从此开始，病人进行自身的建构，修通谵妄，它与通过分析家所进行的建构是不同的，发析家的建构涉及的是通过提及压抑中的那些相对立的否认来对被压抑之物进行建构。弗洛伊德称之为历史的真相，被拉康用"丧失"来表示。

克莱兰堡为了摆脱那些人的概念，诸如巴亚尔格或雅内的概念，希望自己根据临床经验中得出的心理自动症的症候群可以被命名为"S症候群"，便于避免与那些术语或哲学范畴的术语相混淆。但我们在此并不会过于强调不同学派围绕心理自动症与精神自动症的概念之间的争端。

克莱兰堡提出的"心理自动症（automatisme mental）"的理论，是建立在那些来自临床观察中的东西。塞格拉斯甚至采用了他其中某一个病人的说法，将这称为"思想的回音（l'écho

---

[1] 陶斯克，《装置的起源对精神分裂症发作过程的影响》，摘自《精神分析著作》，巴黎，帕约出版社，1976，第179页。
[2] 弗洛伊德，《结果·观念·问题》，卷二，巴黎，PUF出版社，第269—281页。

de la pensée）"。回音，克莱兰堡把它简单地当作一种物理现象，在他的理论中占据了核心位置，并使他建立了一种妄想的机械论解释。克莱兰堡把"S症候群"定义为"心理自动症（automatisme mental）"，或回音症候群，"就像是一个相当于精神病结构签名的"疏离、干扰、寄生或结构的症候群"，它将是一个真正的"症候群的症候群（syndrome de syndrome）"[①]，是许多精神病的特征。从疾病分类的角度看，克莱兰堡的S症候群包含了几乎所有的精神病现象，他的定位使他观察到在精神病初期零散的现象之间有一种连续性。这些现象仅仅是思维上的重复，"我听到有人在重复我的想法"，从这种思维上的重复到关于精神状态的观念上的建构，从疾病演变道德角度来讲，这一症候群导致了一种谵妄性的建构。

因此对于克莱兰堡来说，非常清楚的是，这些源自心理自动症的现象是那个"产生隐喻并且可能也伴随着真相"的过程的结果，他称之为"衍生（dérivation）"[②]，并且它由"时值障碍"组成[③]。查尔斯·拉皮克[④]（Charles Lapicque）关于电导率和电力的科学工作对他的影响是决定性的，依据克莱兰堡的说法，"思想的回音显然是一种源于机械论的现象：任何意识形态

[①] 盖坦·加蒂安·克莱兰堡，《精神病学作品》，巴黎，菲内兹出版社，1987，第579页。
[②] 盖坦·加蒂安·克莱兰堡，《精神病学作品》，巴黎，菲内兹出版社，1987，第573页。
[③] 盖坦·加蒂安·克莱兰堡，《精神病学作品》，巴黎，菲内兹出版社，1987，第573页。
[④] 查尔斯·拉皮克（Charles Lapicque，1898—1988），法国画家、平面艺术家、物理学家、工程师，巴黎新学校的一名画家。——译者注

都无法解释这一点。在我们看来，产生它的机制似乎只能是某种形式的衍生"①。

克莱兰堡在其研究的一开始便强调衍生的过程，他把它当作一种隐喻来使用，最终甚至变成了一种现象的现实。他假设此衍生的原因是一种组织学的病变，一种刺激性。他在整个作品中都在反复清楚地说S症候群的来源就是"机械性的"②。其"组织学原因"，他认为包含一系列的正面现象，例如，回音本身与思维奔逸，寄生性的思想与表象，以及作为抑制与困惑的消极现象，以及称之为的"混和（现象）"，比如错误的认知与奇异感。这些现象，从情感或观念的角度，或者完全不从观念的角度来看，它们共同的特性是中立，似乎使他进一步肯定现象的纯机械特性，同样也解释了语言现象的错乱。因此，这些开始的零散现象是突然而原始的，妄想是一种构建、一项解释性的工作。解释的系统性配置，正是通过克莱兰堡称为的"无意识（inconscient）"③的东西，被强加到意识上。他断言道，妄想出现的时刻，精神病已经存在很久了，"妄想仅仅只是一种

---

① 盖坦·加蒂安·克莱兰堡，《精神病学作品》，巴黎，菲内兹出版社，1987，第553页。

② 盖坦·加蒂安·克莱兰堡，《精神病学作品》，巴黎，菲内兹出版社，1987，第573页。

③ 弗洛伊德认为妄想的结构具有令人信服的力量，因为它揭示了历史真相，取代了"再生的现实（réalité repoussée）"（参见《分析中的构建》，摘自《结果·观念·问题》，卷二，巴黎，PUF出版社，第280页）。拉康，他，采用了父姓的丧失，强调其结构的特性，他把基础现象与妄想连接在一起。拉康不同于克莱兰堡，认为妄想是一种解释性的推演。拉康认为妄想的结构与基础现象是相同的，"即元素的概念除了结构别无其他，有区别的结构，只能缩减为其本身"（参见雅克·拉康，《讨论班，第三本，精神病》，巴黎，门槛出版社，1981，第28页）。

表面结构"①。

克莱兰堡基本上是把心理自动症症候群建立在思想回音的现象上，却并没有更多地关注思维的正常机制与运作。他就借助回声现象，思考一些我思和意识的自反性概念的问题。他是如何思考这个再也无法把自己视为自己思想或言论的生产者的精神病主体的？

思想的回音或幻觉性言语模仿症

在精神病学中，"思想的回音（écho de la pensée）"指的是主体感受到别人在重复他的思想，并且在评论他的行为的现象。克莱兰堡是描述最完整的人之一。他枚举了不同的情况：（别人）做出手势，表达意图，对于行动或文字的回音做出评价。

回音这一术语属于声学词汇，从而激发了克莱兰堡的机械论想象。声学，与机械论同时发展，它是其（机械论）分支之一，被用来作为科学上的参考，作为其幻觉理论的理想模式，在克莱兰堡看来，这完全符合他的病人们说出的临床现实。所有这些都使他把回音作为他论及S症候群的中心。然而回音并不总是仅仅重复而已，甚至会对主体进行辱骂或评论！1892年，塞格拉斯指出回音有不同方面：想法被窃取感，思维的重复，

① 盖坦·加蒂安·克莱兰堡，《精神病学作品》，巴黎，菲内兹出版社，1987，第486页。

甚至在主体有时间去思考之前"对行为的评论"等。这些东西让克莱兰堡认为所有回音的种类都是连续的、同时的、滞后的或者提前的，因为这些现象看起来特别像是一个身体上的障碍，他由此推断到，"这涉及的就是思维机制中的一种失常"①。

提前或滞后的回音使他设想，如果信息从大脑的同一个地方同时发出，但却并没有同时到达，这是因为就其定义而言，信息的传导速度并不一样，或其中一条神经冲动通过的路径更长。正是由此开始，克莱兰堡提出了精神运作是模仿神经电路的假设，并且毫不迟疑地参考了拉皮克关于神经兴奋性的发现。对于神经传导的测量恰好肯定了克莱兰堡的直觉，并强化了他所依据的科学模型。因此，克莱兰堡说："……同一句子的相似或不相似的说法的选择仅仅取决于机械论的条件，诸如（神经传导）迂回的长度，或者在两个（神经传导）回路中神经冲动的不同韵律。"②

回音，内部语言的障碍，常常带着在精神病中常见的心理自动症刚开始时的特征。它同样被亨利·克劳德（Henri Claude）③命名为"外部行动综合征"，这一命名仅仅只是昙花一

---

① 盖坦·加蒂安·克莱兰堡，《精神病学作品》，巴黎，菲内兹出版社，1987，第590页。

② 盖坦·加蒂安·克莱兰堡，《精神病学作品》，巴黎，菲内兹出版社，1987，第554页。

③ 亨利·克劳德（Henri Claude, 1869—1946），在神经病学、精神分裂症和分裂症方面有许多著作。1924年，亨利·克劳德描述了他命名的"外部行动综合征"，这一综合征"呈现了一种病态思想的基础形式。在原则上不受幻觉材料或逻辑功能缺陷的影响。它显示了所有的内容，在主体意识到但无法识别是自己的寄生现象之中，他会认为是外来干预"。

现，但从历史的观点来看却非常重要，因为它标志着一种抵抗运动，即抛弃被克莱兰堡鼓吹的机械理论。对于克劳德而言，它事实上涉及一种幻想性投射或无意识情感的假性幻觉。

主体点位的存在

在定义一种形态之后，克莱兰堡寻找这种思想回音的来源，并选择了一种病变的假设。在观察其病人们的妄想中，他指出回音现象的时间性，并推断出在信息的发出与返回之间存在一种偏差，与信息传播的必要时间连接在一起，如同在寻常的同名声学现象中那样。在信息的发出与返回之间可能会有偏差，可能会提前或滞后这种情况加固了这一机械论的假设。

这些看法显然让克莱兰堡假设：对于两个错位的信息来说，有一个接收点，在其理论中这样一个点的存在仍然是被我们误解的。关于思想的回音，拉康在他的 1956 关于《精神病》（*Les psychoses*）的讨论班中指出，如果我们接受了克莱兰堡的说法"事实上，是由于时值的变更而产生的分流"，也就是说，如果"两个信息的其中一个比另一个到来晚的话，因此构成了前者的回声的话，为了能够记录这个迟到，那么必须假定有一个特别的点来记录，主体在其中能注意到一个系统和另一个之间可能存在的不匹配"。正如克莱兰堡强调的，"不管我们如何建构器官发生学理论或自动化理论，我们都无法避免其中存在一个特别的点的结果。简言之，我们比以往任何时候都更是心理发生学家"[1]。因此，在信息接收中由主体发现的不一致（discordance）得出了这样一种结论，即这一"特权的部分"正是主体本身。

从越来越多的各种关于急性发作状态的临床材料出发，克莱兰堡描绘了一种被认为是幻觉的根源的机器的机制。他认为，神经流入的衍生会或不会导致大脑中某些区域被激活，脑波将刺激某些区域，然后成为发射器，最后衍生在反射弧的基础上运作。

乔治·康吉莱姆（Georges Canguilhem）指出[2]，此反射弧的概念本质上是生物学的，在19世纪与20世纪中渗透到了很多科学的解释中。克莱兰堡使用的是他在沙柯的理论中找到的图示，尤其是格洛斯特·格拉瑟[3]（Grasset Eugène）的图示，他用其著名的多边形（沙柯的多边形[4]）将其系统化到了极致，形象地说明一种抽象的神经学定位理论，而并不关心在临床上是否得到真正的验证……这一理论让他可以进一步认为，精神病现象是按照一个类似于反射弧的逻辑在运作的。

---

① 雅克·拉康，《讨论班，第三本，精神病》，巴黎，门槛出版社，1981，第46页。

② 乔治·康吉莱姆（Georges Canguilhem），《十七与十八世纪反射概念的形成》，巴黎，1955。

③ 格洛斯特·格拉瑟（Grasset Eugène，1854—1917），法国及瑞士雕刻家、插画家、建筑师，新艺术的代表人物。——译者注

④ 法比安娜·于扎克，《从沙柯的多边形到拉康的欲望——机械论到能指的逻辑的过渡》，摘自《精神病学的发展》杂志，第69期，艾丝列维出版社，2004，第477—495页。

正在思考的幻觉

克莱兰堡没有对此意识形态与机械论"教条"提出任何质疑，但从其作为临床工作者的伦理出发，他还是提出了一些自己似乎未曾注意到的矛盾观点。

然而，与克莱兰堡的弟子们的观点相反，亨利·艾里[①]认为这个专科主任医师在自杀前不久发表的最后一次讲演绝不是在否定自己极端的机械论理论，而相反是其逻辑结果[②]。在这一非常让人惊讶且很不为人知的讲演中，克莱兰堡宣称："思维在自己之外（这一谵妄）是在个体的理想化之下的；它更接近精神错乱；它呈现了这样一种精神状态，多年后会发展成……正在思考的幻觉（Les hallucinations pensent）。我们可以在回音中把握到意识形态的复杂性，这将逐渐导致对非常广泛的主题学的积极利用。在纯粹且简单的回音现象中，就已经存在'我（je）'与'他（il）'之间的转置了（'他走了'代替'我走了'），这就是幻觉的个人工作……每一种表现形式都是要慢慢习得的。观念化的过程继续，这些表现形式就越来越多，因此

---

① 亨利·艾里，《精神病学研究》，卷一，巴黎，德丝卡尔·德·波伍尔出版社，1952，第83—102页。

② 这里的专科主任医师就是指克莱兰堡，如上所述，这位法国精神科医师、精神病学家，出生于布尔日。1899年取得医学博士学位，1920年起于巴黎"特设诊疗所"担任主任医师。1934年，半盲的克莱兰堡于家中持左轮手枪对镜自杀，享年62岁。——译者注

会形成一个（思维处在）自身之外的故事：这就是自动构建的谵妄。此自动构建妄想比主体的个人妄想更加荒谬……每当病人表达与他的精神完整性明显相反的荒谬观念时，我们可以确定这些观念是由一些语声提供的……概括地说，存在一种自动构建的妄想，其中幻觉性的观念活动完成了所有工作。此组织工作可以从回音开始直至刻板的时期。"①

面对他的反驳者们，艾里强调说，这并不涉及一种简单的隐喻，而是克莱兰堡留给我们的"系统基石的钥匙"②，他认为此文章如同一份遗言。此结论对于克莱兰堡的学生来说似乎出人意料！

对于克莱兰堡而言，妄想产生于自身，并且事实上其中包括两种类型的妄想，与个人历史相关的有一定的真实性的妄想，以及荒谬的自动构建妄想，正是自动构建妄想导致了刻板症。

在克莱兰堡辩认出的从"我"到"他"的过程，以及揭示的幻觉自身的工作中含有一种决定论，一种语法上的选择，这揭示出了存在主体，并让我们承认在幻觉中也有一种主体性。如果主体失去了其锚定点，那么主体便在其他地方。这一现象表明某种主体分化的模式。然而他并没有重新讨论这一在他看来仅仅是机械论的过程，也没有达到承认弗洛伊德术语意义上

---

① 摘自亨利·艾里，《精神病学研究》，卷一，巴黎，德丝卡尔·德·波伍尔出版社，1952，第98页（克莱兰堡，心理－医学协会，1934年10月，第435—437页）。
② 亨利·艾里，《精神病学研究》，卷一，巴黎，德丝卡尔·德·波伍尔出版社，1952，第99页。

的无意识的地步。

那么他是如何根据"幻觉思维"得出这一结论的呢？这是一个与格斯顿·巴歇拉尔①（Gaston Bachelard）真正的认识论上的决裂，使克莱兰堡从纯粹的机械论立场转变为承认主体，即享乐的主体②，这是与语言意义上的、发声的主体有区别的；这是一个值得我们钦佩的临床学家的工作。

尽管他几乎承认幻觉中存在着主体，克莱兰堡还是保持了机械论的立场，并且其看法仍然局限于存在着裸露着的主体是其接收端的无意识思维。

此幻觉中的接收端的立场，拉康认为它涉及"大他者的编码［……］因为主体正是依据它来自我构建的。正是通过大他者，主体接收到自己发送出的信息"③。但另外，关于精神病的幻觉，他对我们说"大他者确实被排除在外，涉及的是主体通过小他者被真正地说出来了……"④

阅读克莱兰堡的作品让我们看到，尽管他从一种建立在"（神经）冲动的衍生"基础上的器官论概念出发，但此后他的构建，显然是在探寻一种关于结构效应的模式。

---

① 格斯顿·巴歇拉尔（Gaston Bachelard，1884—1962），法国哲学家、数学家、物理学家、诗人、作家、文学理论家，巴黎大学文学教授。——译者注
② 雅克·拉康，《一位神经症患者的记忆——表达》，摘自《分析工作手册》杂志，第5期，1966年10月至11月，第73—76页。
③ 雅克·拉康，《书写》，巴黎，门槛出版社，2001，第807页。
④ 雅克·拉康，《讨论班，第三本，精神病》，巴黎，门槛出版社，1981，第64—65页。

拉康在《从我们的先例》一文中，认为"隐喻的机械论意识形态"当然是值得探讨的，但在他看来，更接近于那些我们可以在一个结构分析中建构出的东西，这是法国精神病学的其他尝试没有实现的①。拉康在阅读《史瑞伯主席》个案时，从结构主义的精神病临床治疗法中得到启发，思考语言系统本身，从结构主义的角度出发，发现语言学的类别和对立系统，揭示出编码的信息（message de code）与信息的编码（code de message）的运作是依据象征性机械系统设计而成的。克莱兰堡的理论预兆了拉康派关于象征界自主的观点，"中立而原发的"S症候群并不处于意义的范畴，而是空洞的，这与心理发生学理论的纯心理主义有着本质的区别。

在从"考古学"的观点研究了克莱兰堡理论中的心理自动症的症候群之后，我们可以发现，在他的S症候群的现实与隐喻之间的差别是如此的微弱，这掩盖了一种即将到来的对于精神病现象的结构上的研究方法。

自动症／自动主义这个术语首先是通过文学，然后是通过绘画与电影进入文化中的，最后才浸透到日常生活中。布列塔，作为一名精神病学实习生，他有过短暂的医学生涯，他熟悉雅内与克莱兰堡的工作，积极地将这一术语引入到艺术中。

1935年，在《超现实主义的第二个宣言》（*Second Manifeste*

---

① 雅克·拉康，《我们的往昔》，摘自《书写》，巴黎，门槛出版社，2001，第65页。

du surréalisme）中，亨利·克劳德与克莱兰堡很快被布列塔拉入同一阵营。布列塔是新艺术运动的领袖，讽刺那些维护公共秩序的人，以及"精神病科学"和权力之间的联系。毫无疑问，他忘记了克莱兰堡也是这个概念的创造者，即布列塔采用的自动主义／自动症。直接参照布洛伊勒，布列塔同样也批评了"自闭症（autisme）"与"自我主义（égocentrisme）"的概念，在其文章《超现实主义前面的心理医学》①中，他写道：自闭症是一种"资产阶级最简单的措辞，因为它允许把任何不完全适应外部生活条件的人视为病态"②。超现实主义者们是自闭症患者吗？对于雅内与克劳德而言，这毫无疑问！

布列塔，在寻找诗意的火花的基础上，并不具备区分《磁性领域》中描述的联想的自发性与脱离实在的侵入性所必需的概念工具。在此意义上，他和阿尔托的误会非常重要。

---

① 安德烈·布列塔，《面对超现实主义的精神医学》，摘自《现代观点》，巴黎，伽里玛出版社，第92页。
② 安德烈·布列塔在他的著作《娜佳》中嘲讽了克莱兰堡在《医学心理学年》书中的评注。

5. 布列塔与阿尔托：自动主义的问题

　　癔症与精神病之间的混淆在文化中引起了反响，这主要是由于超现实主义运动及其主要理论学家布列塔的影响，他将这些医学范畴的精神病理学方面的问题转移到了艺术创作的范畴。布列塔关于自动写作的辩论清楚地表明了这两个结构之间的根本区别，特别是它们与创造的不同关系。

　　我们下面将要谈到的这场辩论是要来确定癔症与精神病之间的区别的，这从"自动主义（automatisme）"这一能指的历史开始。考虑到此辩论在精神病学、弗洛伊德学说与文化之间建立了连接，因此这是很重要的。自动症，完全是精神病学的概念或观念，被重新放到美学领域，并将其用于艺术，因为它不再是精神病学中自动症的同义词。

　　我们假设的出发点是超现实主义者们对疯狂主体及其作品的发现是他们经验的起因。关于风格与主体结构的问题并不是无关紧要的。超现实主义者的团体确实把他们的经验集中在一点上，对此其成员们是看不到的，我们会将其称为——在拉康回到弗洛伊德之后——主体的划分。因为超现实主义与科学论调之间明显的关系，其基础是弗洛伊德的无意识假设，这一关系在文化领域中引入了一种关于创作现象的新观点：作者无法控制其作品。随之而来的是对边缘艺术形式的新的兴趣，例如通灵艺术，或那些与承认无意识相关联的、属于超现实主义经验的艺术。一种新的美学由此诞生了。

主体的分划与幻想的结构

1916[①]年7月至11月，布列塔在圣-迪济耶神经精神病学中心服兵役时，遇到一些疯子，并且发现自己的看法介于精神病学家与诗人之间。他有意与"诗歌的执念"保持距离，并且开始对新的知识方法感兴趣。尽管，有时，对疯狂的害怕困扰着他，他还是选择了诗歌……此外，西奥多·弗兰克尔[②]（Théodore Fraenkel）在一封信中提到，布列塔因在疯子中遇到比自己更伟大的诗人而感动。

在圣-迪济耶之后，1917年布列塔在沙勒贝特耶精神科医院当住院实习医生，特别是在约瑟夫·巴彬斯特[③]（Joseph Babinski）所负责的部门，巴彬斯特预言布列塔作为医生将会有一个辉煌的未来！……布列塔的精神病学经验[④]和他对弗洛伊德的阅读

① 参照博奈的贡献《安德烈·布列塔与疯癫的相遇：圣-迪济耶，1916年8—11月》，在其中，布列塔写下关于《梦的科学》的观察与评注，此文多亏了博奈，布列塔与埃洛伊特的信任才得以出版，被收录在法比安娜·于拉克（总编辑）的作品中，《超现实主义经验中的精神分析与疯癫》，出版社Z'，1992，第115—131页。
② 西奥多·弗兰克尔（Théodore Fraenkel, 1896—1964），法国画家、医学作者、医生。——译者注
③ 约瑟夫·巴彬斯特（Joseph Babinski, 1857—1932），波兰裔法国医生、神经科医生、神经生物学家。——译者注
④ 此时期，布列塔正在准备其作品《连通器》，《长颈鹿手册的初步说明》，摘自《超现实主义经验中的精神分析与疯癫》，出版社Z'，1992，第148页；参见雷吉斯与赫斯纳德，《弗洛伊德的学说与其学派》，摘自《脑疾患教科书》，1913年4、5、6月，以及《神经症与精神病的心理分析》，巴黎，阿尔坎出版社，1914。

一直持续到1931年（参见《长颈鹿手册》），让他产生了新的关注点，他从中得出一些概念，并将它们引入文化领域中，从而进行了一场真正的革命。

从这一新艺术理论出发，产生了一个有着丰富经验的领域，白日梦、自动写作与自动绘画，催眠下的睡眠经验[1]，这些不期而遇的旅行是用来探索精神系统的运作的，通过在（精神）领域中飘荡来探寻客观的偶然（参见寻找"木-炭"[2]的能指）。因而这一对实在界的探索中的某些东西，给予这些先锋派的观念与行为一种貌似妄想行为的样子。他们并没有真正地在象征界与想象界之间做一个结构上的区分。总是着迷于想象界（幻想）的维度，他们的缺陷在于忽视了象征界[3]。

他们的经验让我们去重新思考"自动症"这一能指在文化领域扮演的角色，并且认为在这一点上，布列塔更接近雅内的心理自动症，而不是弗洛伊德的无意识，但我们必须指出，当时法国最早的精神分析家们都是雅内派[4]。

---

① 法比安娜·于拉克，《转移的模式：德斯诺斯与布列塔，睡眠》，摘自《信息》杂志，1995年1月，第十八期，南特，小乘出版社。

② 参见法比安娜·于拉克，《被咒诅成碎片的荒谬的句子，安德烈·布列塔身上客体偶然性的功能》，摘自《超现实主义经验中的精神分析与疯癫》，出版社Z'，1992。

③ 以下是拉康所言"如果我用语言说出我的想法，我想说的是语言通过能指摧毁了想象力，那么我们将什么也说不出来。也许我唤醒了能指，仅仅只是唤醒了能指。我可以清楚地把它们讲出来，从一个到另一个，从想象界到象征界，我们不再怀疑能指的存在，因为它们重建了秩序"，讨论班《流泊的不被愚弄》（未出版），1974年3月19日，摘自《超现实主义经验中的精神分析与疯癫》，出版社Z'，1992，第204页。

④ 莫迪尔，《法国精神分析的起源》，巴黎，马斯佩罗出版社，1981。

布列塔非常关注精神分析的经验，并且受到了它的影响。他见过弗洛伊德，但弗洛伊德并不太理解这个年轻男人想做什么，并在1932年写道："尽管我收到很多关于您和您的朋友们对我的研究感兴趣的证据，但我却无法明白超现实主义想要什么。也许我是没法理解这个的，我离艺术是如此遥远。"①另外，在布列塔与弗洛伊德的往来信件中我们可以看到这种不理解，以至于在《梦的科学》中弗洛伊德在一条注释中"忘记"了写上布列塔的姓名。由于无法真正地与弗洛伊德对话，布列塔对精神分析的转移事实上变成了一种行动上的转移。因而他尝试体验那些他认为是实在界中的、无意识的东西。

无论如何，超现实主义是一场反思的起因，更是精神分析在文化中传播与推广的载体。

无主体的文字

布列塔作为严重的失眠症患者，在入睡的时候，会被那些不由自主出现在自己脑中、他认为是自动出现的句子萦绕着。这些来自他的无意识，荒谬且不合逻辑的句子在最初构成了一些"原始的诗意元素"②，然后这一现象促使他在实在界中寻找

---

① 弗洛伊德，《1932年11月26日的信件》，摘自安德烈·布列塔，《安德烈·布列塔全集》，巴黎，伽里玛出版社，卷二，1992。

② 安德烈·布列塔，《安德烈·布列塔全集》，巴黎，伽里玛出版社，1988，卷一，第325页。

一些能指。他为我们带来的第一个"自动"的句子（他提到了好几次，每次的用词都有点不一样）是："有一个男人被窗户截成了两断……"①这句话构成了一个入睡时真实体验的范例。很明显，这涉及一个窗边的男人……这一表达中的诗意是不可否认的。

布列塔思考了这些句子的价值、性质以及与疯癫中的幻觉的关系。1921年，当他在与雅克·杜尚②（Jacques Doucet）的交流中提及与苏波一起在笔记本上填满的那些他称之为的"无主体的文字"时，他给出了如下说法："这些句子的本质是它们正是突然出现在我们入睡的时刻。我记得一天晚上，系统的观念来到我脑海中，正是当我半睡半醒参与了这样一句让我惊讶的句子的形成时：有一个男人在窗边，窗框在他身体中间。"③

布列塔注意到对这个非常清楚的，"但却和其他的语声不一样"的句子的知觉。我们甚至在他的思考中能感受到一个临床工作者的观点冒出来了，我们会看到他参考了一些临床概念：言语强迫重复、精神幻觉等。

因此，在此刻，布列塔清楚地建立了他的主体划分的存在，他感受到的语声很明确地处于他的外部。他注意到这句话的显著特征，尽管如此，这句话最终还是被打上了遗忘的印记。这句话"有一个男人被窗户截成了两断［……］是没有歧义的，

---

① 安德烈·布列塔，《安德烈·布列塔全集》，巴黎，伽里玛出版社，1988，卷一，第324页。
② 雅克·杜尚（Jacques Doucet，1853—1929），法国时装设计师和艺术收藏家。——译者注
③ 安德烈·布列塔，《安德烈·布列塔全集》，巴黎，伽里玛出版社，1988，卷一，第1354页。

伴随着这句话的是一个微弱的视觉表象，即一个正在行走的男人的身体中间被垂直于他身体的窗户分割了……①布列塔意识到这句话是一种非常罕见的类型，但看似荒谬或不合逻辑的特征并没有让他失望，而是恰恰相反。他把这些强制性的句子，完全当作精神病患者的某些话语，如同某些原初的诗意元素那样，并将其纳入自己的文本中。意象带动了一系列句子，给他一种"如此容易得来"的印象，使他看起来失去了自控力。接下来，他试图通过各种技巧来激发它们，并注意到在这些句子中，它们有属于自身的句法。布列塔非常清楚，有一种声音在其字面上呈现出来，即使意象很弱，视觉表象也不强烈。

所有这些东西都给他在《（超现实主义）宣言》中进一步展开的两点带来了灵感。如果他是画家的话，其中的视觉表象肯定会取代言语表象，他只要照着描绘下来就好了，但他认为自己首先是作家。布列塔将自己的状态与将剥夺食物引发的幻觉体验作比较。因此必须参照克努特·哈姆森（Knut Hamsun）②的经验，他报告说当自己醒来时，仍然在自己房间的黑暗中，思想奔逸着，他的心灵被大量美丽的句子非常快速地萦绕着，这也带来一种（思维）飘散出去的感觉……"一些句子

① 安德烈·布列塔，《安德烈·布列塔全集》，巴黎，伽里玛出版社，1988，卷一，第325页。
② 克努特·哈姆森（Knut Hamsun，1859—1952），挪威作家，1920年诺贝尔文学奖获得者，主要作品有《向生命一切的青春举杯》《大地的成长》《神秘的人》《饥饿》，以及《在蔓草丛生中的小径》等。——译者注

不断在我脑中生发出来，我自己满满的。"①哈姆森的这些表现与他自己都有着共同的起源。布列塔强调说这一时期，事实上他并不总是吃得足够，并认为这就是体感紊乱的结果（偏头痛、肠绞痛，等等），也是"这些听写"的决定因素。他的理论解释参照了创作与书写，并将冲动视为对生理需求的剥夺。他同样也对源于梦的那些表现非常感兴趣，这些表现源于梦与身体内部（或外部）刺激之间的互相影响，毫无疑问，这种兴趣应该来自他的医学训练以及对精神分析的了解。

布列塔想探索写作与创作之间的领域，为了这样做，他从弗洛伊德的自由联想模型中获取灵感，并将其搬到写作中。这一实践给超现实主义团体带来了自动写作的实践。布列塔指出（《超现实主义宣言》，1924），当时他沉浸在弗洛伊德的思想中，"并且想要熟悉其研究"，在战争期间，他有机会在病人们身上实践这些方法，他决心在自己身上获得"那些我们想要在病人身上获得的东西"②，"这要么是一种语速尽可能快的独白，在此情况下，主体的批判精神不会赋予任何判断，主体不会感到尴尬，就会毫无保留，要么尽可能就像一种口语思维（pensée parleé）③那样"。

对于布列塔而言，"被截成两半的男人"这句话是第一个自

---

① 安德烈·布列塔，《安德烈·布列塔全集》，巴黎，伽里玛出版社，1988，卷一，第325—326页。

② 安德烈·布列塔，《安德烈·布列塔全集》，巴黎，伽里玛出版社，1988，卷一，第326页。

③ 安德烈·布列塔，《安德烈·布列塔全集》，巴黎，伽里玛出版社，1988，卷一，第32页。

动的句子。这足以向他表明思维的速度并不比话语更快……布列塔试着将所有出现的心理联想表达出来，但并不怕心理联想的消失。通过这样做，在这个如同幻觉中出现的句子那样强制性的句子中，布列塔辨认出能指链的自发显现，在思想与话语之间是一致的。布列塔在这里，触及了象征性功能。

在建立了一个几乎科学的协议之后，速度成了唯一的指南针，布列塔与菲利普·苏波①（Philippe Soupault）将尝试自动写作。通过书写行为显示出的话语正是他们的研究对象。这涉及的是，写作时就像说话那样，就像在话语与文字结合的地方，把话语显示出来那样，对速度的快慢上的评估有助于区分话语和写作之间的差距，"写"得越快，文字会更加与话语结合在一起。《磁性领域》（*Les champs magnétique*）中记载，自动书写的经验，就是记载思维的纯粹状态，正如它在"有一个男人被窗户截成了两断……"这句话中呈现出的那样。

被截成两断的男人

《磁性领域》（*Les champs magnétique*）第一部分的标题《没有锡的镜子》（1919），促使我们去思考这扇窗户。虽然这是一扇有点特别的窗户，因为一方面是没有锡的镜子，另一方面则

---

① 菲利普·苏波（Philippe Soupault，1879—1990），法国作家、超现实主义诗歌创始人之一。——译者注

是简单的窗户，因此是一扇具有双重用途的窗户。这一小句话被飞快地写下来，意在维持一种绝望的氛围。

在布列塔半梦半醒中出现的这个句子中，"有一个男人被窗户截成了两断"，在他捕捉到这一图像的那一刻中，与我们分享的这个小片段中，窗户这个施动者，有了截断这个行为，以及一个承受（这一行为）的客体———一个男人。

弗洛伊德注意到无论在任何情况下，不管是什么时候幻想都会被改写，主体都不会把自己当作那个去行动或承受（这一行动）的人。涉及的总是他人，因为在幻想中没有（作为主语的）我。这是我们的假设，即我们可以断言，布列塔使用这个中立且并不明确的小句子，提炼出了他幻想的句子。在这一时刻他明白自己是一个被切分的主体（被画杠的主体）："我被截成了两半。"

拉康明确指出，此处，幻想通过窗户变得具体，在窗框中呈现出来。在讨论班《精神分析的目标》①中，拉康运用一幅被镶在一扇窗户中的画的隐喻：它遮住了窗户后面存在的现实景象。幻想拥有屏幕的功能，它通往实在界，同时是一片属于想象的面纱。为了更清楚地说明这一点，拉康以"狼人"案例中反复出现的梦为范例，在这个梦境中出现了一个幻想，纯粹的、图样般的样式揭露了其构造。拉康对我们说，在梦中所显示的，

---

① 雅克·拉康，《讨论班，第十三本，精神分析的目标》，1966—1967（未出版）。

正是窗户这一突然的开口①，幻想的两个术语是相互独立的："幻想处于玻璃之外，并且通过窗户展现出来，幻想被镶上了框子。"②这显现出来的，正是幻想与实在界的关系。主体既在玻璃前面，也在玻璃后面，主体透过窗户既看到了主体本身，也看到了客体。在此梦中，狼人不仅被一些狼的目光吓呆了，并且，拉康还告诉我们，"这些吓人的目光，正是主体本身"③，并不只是他自身反射的形象。

　　布列塔把自己在睡着或醒来时刻突然出现句子的经验与斯蒂芬·马拉美（Stéphane Mallarmé）④的诗《类比的恶魔》⑤中展现的东西联系了起来，当他被那些他认为语言中非理性的东西侵入所带来的"石化般的巧合"震动时："一些陌生的话语，一个荒谬句子被诅咒的片段在您的双唇间唱出？"他描述了自己遭遇的这种现象及其不适感，这接下来让位给了一个声音，这个

---

① 此梦摘自弗洛伊德《精神分析五例》中《幼年神经症历史摘选》（《狼人》）一章，参见，巴黎，PUF出版社，1954，第342页。第四部分题为《梦与原初场景》，弗洛伊德告诉我们此治疗中最重要的一个梦。"我梦到在夜里，我躺在床上（我的床靠着窗）；窗外有一排老胡桃树。我知道梦里是在冬天和晚上）。突然，窗户开了，我非常害怕，看到在窗户对面的大胡桃树上坐着好几只白色的狼……我尖叫着醒来，处在被狼吃掉的极大恐惧中，……我花了很长时间才确信那只是一个梦，而窗子开着，狼坐在树上这幅景象在我看来很生动和清晰。"……"梦中唯一的动作是打开窗户……狼们坐在那里……看着我。"拉康在其讨论班《焦虑》（未出版）1962年12月19日的讨论中谈到弗洛伊德的这篇文章《狼人》。

② 雅克·拉康，《讨论班，第十本，焦虑》（未出版），1962年12月19日。

③ 雅克·拉康，《讨论班，第十本，焦虑》（未出版），1962年12月19日。

④ 斯蒂芬·马拉美（Stéphane Mallarmé，1842—1898），19世纪法国诗人、散文家、文学评论家。——译者注

⑤ 斯蒂芬·马拉美，《类比的恶魔》，摘自《全卷，散文诗》，巴黎，伽里玛出版社，1945，第272页。

声音说道："一个荒谬的句子，［……］倒数第二个音节已死。"[1]这个声音让布列塔觉得它是来自外部的，并且完全没有意义。然后他自己大声地重复了这句话，获得一种痛苦的享乐。

马拉美描述的这种现象，布列塔发现并认识到自己也有，并在两封信中提及，他这样写道："当马拉美发表这些诗句时，其中包含倒数第二个音节［……］"，进一步说，"倒数第二个音节是无法理喻的绝顶、不可翻越的钦博拉索山[2]，如此令人难以理解"（古斯塔夫·卡恩，《象征主义者与颓废派作家》）。

这些挥之不去的句子被觉得是外在的，它们就像类幻觉（但不是精神病意义上的幻觉）那样是强加于人的。基本事实是，这些句子不是作为意象强加于人的，而是作为一种"言语—听觉（verbo-auditif）"现象，这种现象似乎与主体的思想没有联系。从第一次《超现实主义宣言》开始，布列塔就对语声感兴趣了，因为他实践的自动主义，如他在1933年的著作《自动的讯息》中强调的那样，是一个言语—听觉的信息［并不是言语—视觉（verbo-visuel）的］。

布列塔在半睡半醒之间得出的初步经验，对他而言，证明了在他入睡的时刻，无意识可以口述给他一些句子。此后，他

---

① 斯蒂芬·马拉美，《类比的恶魔》，摘自《全卷，散文诗》，巴黎，伽里玛出版社，1945，第272页。

② 钦博拉索山位于南美洲的厄瓜多尔，是一座圆锥形的死火山，海拔6268米，位于厄瓜多尔首都基多西南偏南150千米，是厄瓜多尔的最高峰。钦博拉索山是地球固体表面最接近外太空的最高点。——译者注

一直都非常重视这些句子或梦中出现的文字[①]。

　　布列塔发现自己面对一种无意识的表现，其所有迹象都表明这涉及的是某个属于言说者，即能指（清晰说出，图像很弱的）的东西。他对分裂现象很感兴趣，这使他联想到他在圣－迪济耶医院或者瓦尔德格拉斯医院《第四：发热病房》的工作经验，他将些现象与精神病人的幻觉直接联系在一起。当"被截成了两断的男子"这句话出现时，布列塔很镇静，他正处于进入梦中丧失意识的过程中，这是一个主体正在隐没的时刻。[②]此外，他在其书《磁性领域》中的一篇文章标题是《当时是主体的隐没》（*Éclipse bien entendu du sujet*）。在1930年，他对此赋予了一个新的价值，我们把这种新价值看作铭刻在语言中的知识的追溯效应，即诗人自己不知道的知识。梦中的主体无法在笛卡尔的我思（cogito）的状态中抓住自己，只能把自己当作一种思想。也就是说，在这一梦的经验中，主体无法将自己视为其表象的主体。

　　沉浸在梦中的布列塔无法宣称"我做梦，故我在"，但却可以立刻说"男人被窗户截成了两半"，从而肯定了一个"我在无

[①]　雷吉斯与赫斯纳德（E. Régis et A. Hesnard），这些文章将精神分析引入法国，建议那些想要成为精神分析家的人记录下自己的梦："这是精神分析一个典型的练习，即辨读一个梦。弗洛伊德建议那些问他如何成为精神分析家的人，试着记录下自己的梦，通过梦话的展开不受约束地思考它，因此可以在无意识的黑暗中阅读它！"摘自《弗洛伊德的学说与他的学校》，恩兹法尔出版社，1913，第29—30页。

[②]　安德烈·布列塔，《安德烈·布列塔全集》，巴黎，伽里玛出版社，1988，卷一，第1129页。

知中被分割了"的观念。不断的自动写作活动将成为"截成两半"这一动作的施动者。

纯心理的自动症的概念，是布列塔理论与艺术概念的核心，指明他并不把自己当作作词者，而是接收者。他想准备好去听写与思考，并通过这种方式，找到"思想的文字"。

对能指的探寻：自由联想

自动写作的实践导致了一些幻觉性的意象，这正是布列塔追寻的，却也让他感到不安。这些图像包含了一种强有力的行为化的威胁，并且在某些情况下，我们会发现有一个自杀的主题。另外，阿兰·茹弗罗伊[①]（Alain Jouffroy）将它称为"自杀写作"，并通过参照自身经验以及布列塔关于《磁性领域》的笔记中写下的一些话，将这看作相似于自杀，在布列塔的笔记中，他表达了对这一经验的深深担忧。

此外，此书最终的两章是"一切的终结"以及"对于最完整的错位的强烈呼唤"。茹弗罗伊说到，写作，就是"往词句里开一枪"。另外他还提到在一部名为《拜托》的戏剧中，这部戏剧是布列塔在《磁性领域》之后完成的，直到1967年才发表，戏剧中的作家们不得不用装有子弹的左轮手枪玩俄罗斯轮盘

---

① 阿兰·茹弗罗伊（Alain Jouffroy，1928—2015），法国当代作家、诗人、作家和批评家。——译者注

赌……这一幕虽从未上演过，却揭示了"一个以超现实主义的整个历史为主题的场景"。写作完全由执笔者承担风险。然而，在超现实主义者实践的各种不同类型的体验中，布列塔永远不会放弃作为一名医生的经验，并努力避免行动化[1]……

书写"一本危险的书"，这是当布列塔开始于自动写作时的愿望。利用此经验，他去寻找并倾听某些他注意的持续不断出现的能指，现在我们把这些能指称为锚定点（points de capiton），拉康使用这一术语是为了指示在其欲望图示中能指的追溯性行程[2]。支撑幻想的想象化是一些关键的能指，在主体提出的关于现象之谜的问题的驱动下，这些能指在一个短路中被关联起来：从睡眠的警惕到对"客观偶然性"的追求。

出现在布列塔半睡半醒之间的能指，或他在外面遇到的这些能指表现出一种强迫性症状的持续性维度。通过这个词、这个句子"一个男人被截成两半"，主体利用幻想体验到了被能指真正的入侵。对布列塔而言，这些从睡眠中一字不差地提取出来的句子，是一种永远不为主体所知的持续进行的辞说的片段。

因此，我们试着在布列塔的作品中追查出这些有着特殊分量的具有压载功能的能指。某些图像是反复的，比如在一些文本中出现的"木柴与煤"这个表达。布列塔首先通过自动写作

---

[1] 参见法比安娜·于拉克，《转移的模式：德斯诺斯与布列塔，睡眠》，摘自《信息》杂志，1995年1月，第十八期，南特，小乘出版社。
[2] 参见雅克·拉康，《主体的颠覆与欲望的辩证》，摘自《书写》，巴黎，门槛出版社，2001，第805页。

的技术，在内部寻找这些图像，然后是在外部，在一种作为
"客观偶然性"的先兆方式中。这些字，"木柴与煤"，我们在不
同的文章中找到这个痕迹（《磁性领域》1920 年，《地光》
1923 年，《娜佳》1928 年）。首先，在《磁性领域》的末尾以一
种布告的形式，正如《万物尽头》中布列塔与苏波的两个名字
旁边并列着两个普通的名词：木柴与煤，就像它们出现在招牌
或名片上一样。在他们的作品《磁性领域》中，这一先于标题
完成的纪念文章是为了纪念刚刚自杀的雅克·瓦什（Jacques
Vache）① （瓦什死于鸦片过量造成的睡眠过度）。布列塔追查这
些词，追查与其名相关的图像（原木，剖面图）。此图像纠缠不
休，并且导致他表现得像一个处在谵妄中的人一样，觉得什么
都在传递信息，并在现实中遇到或者觉得遇到那些在对自己说
的信息。因此他会生气地在一个广告上找到自己的名字，"布列
塔木柴与煤"，并把它张贴在墙上，这是德国占领法国的三年战
争之后唯一幸存下来的人。实在界以这些招牌的形式返回到他
那里，预感到一种偶然性，即他认为被这种图像的预见操控着，
并强化了幻想的焦虑维度，对他而言这等同于一种幻觉。布列
塔在相遇与纠缠不休的图像之间建立了一种关系。

那些坚决的、顿挫而有力的词，如同一个广告，就像这些
睡眠中"提取出"的句子一样，成了一些谜语及探究的对象，

---

① 雅克·瓦什（Jacques Vache, 1896—1919），法国超现实主义作家。——译者注

变成一些谜与寻觅的对象。因此，他并没有被"词的幻觉图像"引导，而是图像，当时在一些商店的临街一面上可以看到这些圆形木柴。布列塔被一个图像的内部知觉"提醒""引导"，就像通灵者的手以一种完全机械的方式被引导着自动写作一样，他们"完全不知道自己在写什么或画什么，而他们的手被麻醉了，就像被另一只手引导着一样"[1]。

随着布列塔在城市中奔波，寻找标有他名字的广告或招牌，我们因而可以追随他联想的路径；与客体出现相对应的能指元素会引起他的焦虑和害怕。布列塔并没有被"词的幻觉性图像"引导，而是被一段圆木引导。他听到木马的音乐，"木"的能指就不断再现。"木马场［……］让我觉得自己还是那根木柴。"从木柴（这个能指），布列塔又重新找到让-雅克·卢梭（Jean-Jacques Rousseau）[2]的雕像，并从上面看到这一意象。"木柴与煤"这组词，以及圆木块这个谜一样的意象在他身上激起了一种类似于某些人在对强迫重复的恐惧症中所经历的焦虑一样的东西。他自己不知道的这个部分以一种"Tuchè"的形式重新出现，也就是说，实在作为一种相遇，宣告了那个他称之为的

① 安德烈·布列塔，《自动信息》，摘自《黎明》，巴黎，伽里玛出版社，1970，第173页。
② 让-雅克·卢梭（Jean-Jacques Rousseau，1712—1778），法国18世纪启蒙思想家、哲学家、教育家、文学家，民主政论家和浪漫主义文学流派的开创者，启蒙运动代表人物之一。——译者注

"客观的偶然性"[①]，"Tuchè"，拉康在其第十一本讨论班《精神分析的四个基本概念》[②]中对此词赋予了一个意义，在其中，他探讨了重复的概念。（他首先谈到Tuchè，这是他从亚里士多德那里对于因的探寻中借用的一个词语，并将其翻译成"与实在的相遇"）："实在是处于自动机器（automaton）、重归、返回，以及我们看到的快乐原则掌控下的符号的重复之上的。实在就是总隐藏在自动机器后面的那个东西……"

这就是他的联想性的行走路径：能指的元素对应于导致了焦虑和害怕客体的出现：能指的元素符合客体的出现，客体导致了焦虑和害怕。

"木柴"的能指起到了遮蔽他的幻觉的作用。此能指以换喻的方式和从切面上看到的"圆木块"，以及与上面张贴着的"布列塔"这个名字连在一起。

布列塔面对实在界时，他的腿瘸了，他在其中看到的东西成了一个（遮蔽实在界的）屏幕：现实本身。布列塔被一种幻觉性的实在入侵，并被吓呆了，完全就像狼人被狼的目光吓住了一样。

为了解释什么是幻想、屏幕，如同我们所见，拉康常常使用一幅被放置在一扇窗户的框架中的画作为隐喻。他有时以画

[①] 参见维米尔施，《安德烈·布列塔与连通器中蒂奇语的研究》，《医学心理学》，1982，9，第1373—1379页。

[②] 雅克·拉康，《讨论班，第十一本，精神分析的四个基本概念》，巴黎，门槛出版社，1973，第54—55页。

家雷内－弗朗索瓦－吉斯兰·马格里特（René François Ghislain Magritte）①为例，画面上是在一扇窗户前面放置着一幅绘制着与窗外风景一模一样的风景画。

在幻想的状态中，布列塔感到自己作为主体，也作为客体（包含着他的能指"木柴－布列塔"）；从窗户的一侧或另一侧看，都有一个男人被截成两半……

他害怕写得太快，也源于对幻想的渴望。他担心从窗户掉下去，就完全像他担心入睡，担心陷入沉睡一样，这种担心是与死亡的冲动，与主体在文字中的跌落连在一起的：因此想要如此"穿越"书写和幻想的窗户是要冒着致命危险的。

从"木柴—煤"这个词出发，布列塔遇到一种偶然性，他把这种偶然性当作一种"客观偶然性"［参见《连通器》（Les vases communicants）一书］。他通过那些构成他幻想的句子"有一个男人被窗户截成两半"来表达主体的分划，这甚至是在拉康尚未以空窗的形式将其理论化之前……这一幻想的句子不同于阿尔托体验到的分裂，并且阿尔托并不寻找它。

超现实主义的根本发现是围绕着梦与自动症现象的。关于这一主题，这一运动最重要的两位先导者布列塔与阿尔托最初是有过交流的②。然而，他们之间存在着根本性的对立，保罗·

① 雷内－弗朗索瓦－吉斯兰·马格里特（René François Ghislain Magritte，1898年11月21日—1967年8月15日），比利时的超现实主义画家，画风带有明显的符号语言。——译者注

② 安托南·阿尔托，《安托南·阿尔托全集》，巴黎，伽里玛出版社，卷一，第64页。

戴维宁[1]（Paule Thévenin）[2]的一篇文章在这一点上清楚地展现了，只要涉及诗歌创作这个东西，那么神经症患者与精神病患者之间只能进行一种听而不闻的"对话"。

阿尔托与布列塔在梦与自动症这两个观点上意见分歧。首先，他认为布列塔错误地使用了梦，并拒绝实践自动主义，特别是布列塔称之为的"自动写作"。

如灾难般的联想性漂移

我们现在认为，重要的是来探讨精神病主体面对取决于隐喻的自动写作的联想性漂移时采取的立场问题，阿尔托的立场对我们来说就是一个例证。

超现实主义的根本发现，就是自动写作（1919），《磁性领域》即实际应用也是实验性的。布列塔与苏波合著的这本书比《超现实主义宣言》（1924）早了5年。超现实主义的定义如下："超现实主义，阳性名词，纯粹的精神自动性，通过它，我们企图，要么用言语，要么用写作，要么用其他的方式表达思想的真实运作。在没有任何理性控制的情况下，在没有任何审美或

---

[1] 保罗·戴维宁（Paule Thévenin, 1918—1993），法国科学编辑，她用了40年的时间编辑了安托南·阿尔托的全部作品。——译者注

[2] 保罗·戴维宁，《自动主义的问题》，摘自法比安娜·于拉克，《超现实主义经验中的精神分析与疯癫》，出版社Z'，1992，第35页至第73页。

道德关注的情况下，去听写自己的思想。"①这一定义构成了超现实主义运动的理论基础，依据布列塔，就是超现实主义的"创造性观念"，对此，阿尔托是不赞同的，当时他写了《比重计－神经》(*Pèse-Nerfs*，1925②)，在其中，他抱怨一种"不可能的荒谬"状态以及自己思想的分裂状态。对于布列塔而言，自动症与自动写作一样必需有一个被动的状态，这意味着仅仅扮演一个录音与复制装置的角色或具备相应的功能就可以了。

超现实主义，尤其是超现实的观念，似乎给了阿尔托一个解决办法，指示他"不要在思维过程中寻找一个变得不可能的[……] 连续性"③。他认为超现实主义如同一种互相渗透的缩小，某种反方向的交流。"我不认为这会削弱控制，相反，我认为这是一种更大的控制，但这种控制不是去采取行动，不去怀疑，而是去阻碍与平凡现实的相遇，允许一些更微妙的、更罕见的相遇。这些微弱的相遇直至心弦，被点燃，永远也不会断。"④对阿尔托而言，创造就是形成痕迹的（感觉的、冲动的，等等）固定，并通过言语使这些痕迹进入意识中。这尤其是为了缩减自我中的这一切分，与布列塔相反，阿尔托认为这是对自己思维的阻碍。

在撰写《比重计－神经》时，阿尔托就已经拒绝接受无意识

---

① 安德烈·布列塔，《安德烈·布列塔全集》，巴黎，伽里玛出版社，1988，卷一，第328页。
② 阿尔托于1925年1月26日至4月20日担任超现实主义研究办公室主任。
③ 安托南·阿尔托，《安托南·阿尔托全集》，巴黎，伽里玛出版社，卷一，第67页。
④ 安托南·阿尔托，《安托南·阿尔托全集》，巴黎，伽里玛出版社，卷一，第81—82页。

的听写，因为这使他要去对抗某些思维上的障碍。他面临自己思想的缺失，即这个他如此精彩地描述过的空洞，这个空洞，对于大多数人来说，思想是一个明显的事实，并不真正需要被定义。"正如我告诉过你的，我曾经比现在还要病得更厉害，那时我被各种令人震惊的意识崩溃和分裂所困扰，实际上完全分辨不清那些最基本的感知，无法在自身中找到任何东西，更不用表达什么了，因为任何东西都无法保存。"①阿尔托寻求清醒，并拼命地控制那些自己的手将要描绘出的东西，至少在他的感知中达到某种程度的"正常"。他的目的，与布列塔相反，"没有一丝间断地思考"。

甚至在笛卡尔创造的我思（cogito）的概念中，我们已经知道，存在许多"隐含的、主观的、概念性的"预设，它们"构成了思想的意象：每个人都知道思考意味着什么"②。在此理论中，其中有被创造的我思（cogito）以及思想的预设意象。然而，对于所有人而言，思想远没有那么明显，尤其对于那些分裂的精神病患者，阿尔托恰恰给我们一些东西来评估这一困难："对我来说，思考并不等同于活着，而是把自己汇合到所有的瞬间去，无时无刻地在其内部、在其生命未成形的整体中、在其现实的本质中感受自身。这并不意味着要在自身上感受一个致命的洞，即一个重要的缺失，而是为了感受到自己的思想之间

---

① 安托南·阿尔托，《安托南·阿尔托全集》，巴黎，伽里玛出版社，卷一，第180—181页。
② 德勒兹、瓜塔里，《什么是哲学?》，午夜出版社，1991，第600页。

是平等的，不管自己能够赋予它们的形式有什么不足。但我的思想是属于我的，尽管同时它是脆弱的，并且数量也不多。我却总是以一种较低的程度来思考。"①

戴维宁告诉我们的是——她编辑并保存了阿尔托的著作，这和我们关于这些问题的对话讨论有关——对于阿尔托而言，回应布列塔发出的召唤是难以想象的，"对最完全的转移强烈的召唤"，因为正相反，他必须集中力量来弥合所经历的裂痕，因为他"坚持不懈地与此破裂对抗，来支撑自动症"。

因此，阿尔托（《比重计－神经》）与布列塔（《磁性领域》）是两种相反的立场。依据戴维宁，阿尔托读过弗洛伊德的作品，并且非常重视他的理论研究，但却拒绝被分析，他认为这是一种"医疗技术"，就像他在诗歌方面拒绝机械性地利用它（精神分析）一样，正如超现实主义的"睡眠"和自动写作经验中那样，它们与弗洛伊德自由联想的过程有着明显的，甚至是明确被宣称过的联系。而自由联想技术，弗洛伊德也可能是从文学中借用来的，为了澄清此技术的来源，他还专门写了一篇题为《精神分析技术的史前史》的文章。弗洛伊德认为自己发现的源泉之一是"路德维希·伯尔尼②（Ludwig Börne）写于1823年的只有4页半的一篇短文"，其标题是《三天内成为原

---

① 安托南·阿尔托，《安托南·阿尔托全集》，巴黎，伽里玛出版社，卷一，第66页。
② 路德维希·伯尔尼（Ludwig Börne，1786—1837），德国犹太政治作家、政治哲学家。
　　——译者注

创作家的艺术》。此文章的最后几行已经指出了如何将自动写作付诸实践。威廉·詹姆斯[①]（William James）在《一个心理工作者的反思与研究》中提到的某些经验，似乎也给了弗洛伊德一些启发。

如果阿尔托拒绝精神分析，那是因为它对他而言只是一种招募，他总是逃避"所有通过规则或程式，或某种口头上的说法来约束他的意识的企图"[②]。正如戴维宁从中得出结论，对于阿尔托来说，自动写作就是这样一种企图。

但是，在戴维宁提到的阿尔托拒绝的理由之外，我们认为，对于他而言，实践超现实主义的自动主义（自动书写），会让他暴露在精神病症状面前（主体之死，思想之空，障碍……），并且，面对自动写作的联想性漂移，他会直面"丧失的深渊"[③]。

如果对于布列塔而言，与词的关系是感官，那么就是"词语们在做爱"[④]，并且它们可以联系在一起，但阿尔托则不同，对他而言"词语们是腐烂的"[⑤]。阿尔托讲述的是语言、他的缺

[①] 威廉·詹姆斯（William James，1842—1910），美国心理学之父，美国本土第一位哲学家和心理学家，也是教育学家、实用主义的倡导者，美国机能主义心理学派创始人之一，亦是美国最早的实验心理学家之一。——译者注

[②] 戴维宁，《自动主义的问题》，摘自法比安娜·于拉克，《超现实主义经验中的精神分析与疯癫》，出版社Z'，1992，第49页。

[③] 参见马勒瓦尔，《悲惨的芭蕾舞演员：阿尔托》，摘自索瓦尼亚特（F.Sauvagnat，总编辑），《升华与增补》，博内瓦尔座谈会，1988，比利时，那瓦汉与门槛出版社，1990，第20—36页。

[④] 安德烈·布列塔，《安德烈·布列塔全集》，巴黎，伽里玛出版社，1988，卷一，第323页。

[⑤] 安德烈·布列塔，《安德烈·布列塔全集》，巴黎，伽里玛出版社，1988，卷一，第59页。

失、语言的中断（障碍）等，同样也谈器官的语言……这与"呀呀语（lalangue）"的关系则是另一回事。"呀呀语"这一术语被拉康制造出来是为了表示"在相同的运动中，既有语言[……]也有无意识"，它"在所有语言中，被载入到了同音异义的区域"[①]。

戴维宁明确提到，对于阿尔托来说，词"就其本意而言[……]，是一个术语"，也就是说是一个结束[②]，同样也是有机体的、作为神经末梢的不同器官的终点。"我选来用于思考的所有术语，对我而言，都是一些在字面意义上的术语，它们是真正的终端，是我的心理□□□，是我把自己的思考放在所有状态中的结果。我被我的术语们真正安置（localisé）下来，如果我说我被我的术语们真正安置（localisé）下来，那是因为我不承认它们在我的思想中是有价值的。我真正地被我的术语们，被一系列的术语的结尾麻痹了。另外（ailleurs），无论在什么时候，无论我在想什么，我都只能通过这些术语来进行，无论它们本身是多么矛盾、多么相似、多么模棱两可，不这样的话，在这些时刻，我的思想就会停止。"[③]字词的飞逝切断、削减了

---

① 米纳尔，《语言之爱》，巴黎，门槛出版社，1978，第22—26页；米勒，《同音异义与语言的动力》，摘自杂志《鸟巢》，1975，第一期，第32页。参见拉康，《昏－言》与《讨论班，第二十次，再一次》讨论班最后一节。
② Le terme，在法语中同时有结束、终结、期限、关系、词、字眼、词语、术语的意思。——译者注
③ 安德烈·布列塔，《安德烈·布列塔全集》，巴黎，伽里玛出版社，1988，卷一，第96页。

整个有机体。这种思想的中断，在精神病学中被称之为思维过程障碍或者思维阻隔的思维中断，出现在阿尔托强加在其文本中（以上引文中□）的空白处。

因此，阿尔托对于去实践他认为的"运用到意识最糟糕的部分的这一机械过程"[1]，就不仅仅只是犹豫不决了。无论如何，他都不会去这样做，因为这会让他变得过于脆弱。

事实上，自动写作就像一种前意识思维一样。另外，布列塔看起来并没有上当，他甚至完全表现得像临床工作者一样，并且有着某种双重性。当布列塔感到他与苏波精疲力竭，并因此会有行动化的危险时，他就完全有能力停止了和苏波一起进行的实验。他体验自动写作是为了获得更多的创造性，但阿尔托，他，太了解思想的空虚酿成，以及"自动症"激发的痛苦。布列塔这个神经症患者觉得自己被能指所奴役，就委身于这种方法，来让隐喻更好地起作用。阿尔托则拒绝这样做，因为如果他陷入此游戏的话，那么他将不再知道自己会去往哪里，会迷失掉自己……

反语法的事业

阿尔托反对这些神经症患者们（布列塔、卡罗尔……）的

---

[1]　安德烈·布列塔，《安德烈·布列塔全集》，巴黎，伽里玛出版社，1988，卷九，第170页（1945年9月22日）。

荒唐的立场，因此他们无法体验精神病主体的痛苦，这些主体就像"在诗歌中那样，是一些迷失在自己作品中的语言受害者"[1]。他反对某些创作者的工作，比如刘易斯·卡罗尔[2]（Lewis Carroll），或一些宣称自己在探索疯癫的超现实主义者们，"为了更好地卖弄他们的知觉与科学的知识，他们迷失在书写中"[3]，品尝到了失落的痛苦。他因此排斥刘易斯·卡罗尔的工作，并且强烈反对"贾伯沃基（Jabberwocky[4]）"[5]的立场。因为多年以来，卡罗尔一直"通过挖掘那些'我'不知道的无聊和放荡的东西，产生一种关于语言的内部消耗和衰竭的观念"[6]。卡罗尔对妙语"Witz"和合成词"les mots-valises"并不感兴趣，尽管它们类似于精神分裂症患者的新语症（glossolalies）与新造词（néologismes），因为它们与精神病主体的作品是不一样的。

　　阿尔托感到被人剽窃了，邪恶地剽窃了[7]，并说自己本来要

---

① 安德烈·布列塔，《安德烈·布列塔全集》，巴黎，伽里玛出版社，1988，卷九，第170页。

② 刘易斯·卡罗尔（Lewis Carroll，1832年1月27日—1898年1月14日），英国数学家、逻辑学家、童话作家、牧师、摄影师，童话《爱丽丝漫游奇境》（1865）与《爱丽丝镜中奇游记》（1871）为其代表作品。——译者注

③ 安德烈·布列塔，《安德烈·布列塔全集》，巴黎，伽里玛出版社，1988，卷九，第170页。

④ 贾伯沃基是刘易斯·卡罗尔（Lewis Carroll）所写的一首关于杀死"Jabberwock"生物的诗。它被收录在他1871年的小说《爱丽丝梦游奇境》中，这是爱丽丝梦游仙境的续集。——译者注

⑤ 参见法比安娜·于拉克，《绘画课？梵高与阿尔托》，摘自《医学心理学》，1994，第1380—1382页。

⑥ 安托南·阿尔托，《安托南·阿尔托全集》，卷一，巴黎，伽里玛出版社，第171页。

⑦ 参见安托南·阿尔托，《阿尔维奥和奥姆》，以及《给马克·巴尔巴扎特的信》，弩出版社，阿尔托翻译了卡罗尔的《爱丽丝梦游奇境》的第一章《穿越镜子》。

在1934年写一本关于这个的书，用一种"不是法语，但全世界
的人都可以阅读"的语言来写，无论是哪个国家的人都可以读。
他抱怨说这本书丢失了，甚至说是被卡罗尔偷了！这件事造成
的结果是，在一个时间之外的时间里，他妄想地坚信有一个这
样的文本确实属于自己，但被卡罗尔剽窃了。在阅读此书的过
程中，阿尔托给我们的指示完全可以用到我们能在他大部分文
章中发现的（精神病人的）新语片段，这些新语"我们只能按
格律来读，读者自己应该找到一种韵律，来理解和思考［……］
但这只有灵机一动才有效……"①

　　相反，阿尔托在梵高②的作品中理解、识别并找到了一个支
点，在这幅名为《领悟》的图画中，梵高努力勾勒无限，就像
他自己试图造就的"无限的尽可能最实在"③的样子。对于无限
的开启阻碍了阿尔托将其妄想系统化，并阻拦了偏执的发展。
梵高的画对他而言，被分解成铭文、文字的元素，我们可以
"破译"其中奇怪的秘密④。阿尔托赋予铭文一种突出的作用，
这种铭文对于他而言有一种文学价值。

　　与卡罗尔的比较处于语言游戏的层面，因此与梵高，这种

---

① 安德烈·布列塔，《安德烈·布列塔全集》，巴黎，伽里玛出版社，1988，卷九，第172页。
② 参见法比安娜·于拉克，《绘画课？梵高与阿尔托》，摘自《医学心理学》，1994，第
1380—1382页。
③ 安德烈·布列塔，《安德烈·布列塔全集》，巴黎，伽里玛出版社，1988，卷九，第15页，
以及马勒瓦尔，《悲惨的芭蕾舞演员：阿尔托》，摘自索瓦尼亚特（F.Sauvagnat，总编辑），
《升华与增补》，博内瓦尔座谈会，1988，比利时，那瓦汉与门槛出版社，1990，第20—36页。
④ 安德烈·布列塔，《安德烈·布列塔全集》，巴黎，伽里玛出版社，1988，卷十三，第178页。

比较发生在铭文意义上的描述性形象的层面[1]。阿尔托在卡罗尔身上意识到，就像在布列塔身上一样，一种与他本身结构完全不同的异质性。逻辑学家卡罗尔只在表面上探索语言，阿尔托在他身上感受不到痛苦。大概在阿尔托完成关于梵高的文章（《为了谈到一个疯子而命令一个疯子》[2]）的同时，也完成了卡罗尔的《穿越镜子》第一章的译文的同时，他就补充道，他一直都厌恶卡罗尔，翻译这本书对他来说是一种"反语法的事情，不是针对刘易斯·卡罗尔，而是反抗他自己"。从卡罗尔那里，他摒弃了那个他认为是一种手段的东西，而在梵高身上，他发现了一种与自己相同的经历。

因此阿尔托对卡罗尔的隐喻性写作并不感兴趣，因为他在合成语与新造词中只看到了修辞手法。相反，面对空虚、空洞以及实在界的极端、威胁性的意义时，他就转为相信真正的新造词主义（拉康派术语的意义上）。所以他制造了一个新词，这个新词具有一种加权的、绝对的并神秘的意义。当我们询问一位精神病患者他创作的新词的意义时，大部分时间他都会答道："您懂的!"

阿尔托这种对已识别的神经症患者的肤浅研究，通过这件事表现出来，即表面的结构、隐喻／换喻的基础是父系隐喻

---

[1] 关于书写的痕迹与绘画笔触的内容，参见波奈《梵高：作品的笔迹》，巴黎，PUF出版社，1994。

[2] 安托南·阿尔托，《阿尔维和阿尔姆，与刘易斯·卡罗尔相反的反法语事业》，摘自《安托南·阿尔托全集》，卷一，巴黎，伽里玛出版社，第133—149页。

(métaphore paternelle)，而在精神分裂症患者身上，新造词的构成并不在能指／所指的关系上，而是在能指与享乐边缘的字面功能上起作用。德勒兹认为卡罗尔是一位"表面测量员"，意义的逻辑就在这个表面上，而阿尔托则是一位"意义下部的探索者"。阿尔托的语言，"此行动过程，实际上是由重辅音、喉音与嘘音、呼语与内部重音、气息与韵律来定义的，其音调变化取代了所有音节上的或者甚至是文字上的价值。这涉及使一个词成为一个动作，通过让这个词变得无法分解，不能瓦解：无发音的词语"[1]。阿尔托的指南针是他本身的症状，他通过自身的缺陷／裂痕来定位自己，他在《比重计－神经》（*Pèse-Nerfs*）中很好地描述了这个洞。在升华的框架中，与自身缺陷／裂痕的关系等同于与物（das Ding）的空的关系；这就是精神病创作的维度。

在阿尔托克看来，什么是创作的好条件？他似乎有一个非常明确的观念。"我总是震惊于这种想要在空间与维度中思考的顽强心灵，为了思考而固着于物的抽象状态，以片段、晶体的形式思考，让每种存在的模式保持并定型在初始状态。思想无法与物不间断地交流，但这种固着与定型，这种把灵魂放入纪念碑的种类，可以说是发生在思想之前的，显然是创作的良好

---

① 吉尔·德勒兹，《精神分裂症患者与小女孩》，摘自《意义的逻辑》，巴黎，午夜出版社，1969，第109页。

条件。"①

　　自相矛盾的是，在忧郁时刻的结冰期中显露出来的，那些我们称之为"主体之死"状态的东西对于阿尔托来说，似乎是创作以及致力于产生能指链的良好条件……他似乎并不打算避开这种痛苦的状态，这种痛苦使他终于达到某种思维状态，因为他拒绝某种愚蠢状态。要么痛苦地思考着，要么就让自己变得愚笨！他选择付出痛苦的代价来创作，并发明一些处在"丧失深渊②"边缘的文学形式。在临床上，我们可以观察到，某种稳定常常与主体智力的贫乏相关，我们在妄想中找不到丰富的、充足的东西以及激起的问题。精神分析家临床上的问题，面对精神病主体，尤其面对那些问题本质上是精神分裂症的主体时，通过分析工作显得很难解决他们的问题。因为当我们把一位处于所谓稳定状态的（精神病）主体介绍给分析家时，这个主体的精神生活大部分时间都极其贫乏，其临床描述倾向于看上去是一种"准－正常状态"或"准－痴呆状态"③，这很难进入分析工作中。然而在那些成功进入分析工作的情况下，会有激起急性发作状态的危险，对此精神病主体将不得不通过建构某种

---

① 安托南·阿尔托，《安托南·阿尔托全集》，巴黎，伽里玛出版社，卷一，第81页。
② 参见马勒瓦尔，《歇斯底里的疯狂与分离性精神病》，巴黎，帕约出版社，1981。
③ 艾米·克雷佩林制造了"早发性痴呆"的诊断类别，以便于思考这种疾病，这种疾病似乎尤其涉及那些疾病晚期呈现出痴呆（或精神错乱）状态的年轻人。布洛伊勒拒绝此概念，并创造了"精神分裂症"的名称，为了反对这个在他看来似乎是错误的概念。因为，对于他而言，这些主体并不一定必须是年轻人，并不一定形成一种真正的痴呆（或精神错乱）。

东西来调停面对。处在这个方面的主体会带来一些创作和发明，然后，到之后的阶段，又重新坠入到贫乏中。

　　阿尔托不接受这种贫乏的状态，他拒绝"平凡的相遇"……并且想要保持在这种困难的处境下。这正是其反语法（antigrammaticale）的尝试的天才之作。在罗德兹医院，费迪尔医生鼓励阿尔托重新开始写作，甚至在他看起来病得最重的时候。

6. 如同症状般的作品

作品即垃圾

一个源于复杂建构的东西常常被当作废品，乔伊斯有力地证明了这一点：一个字，就是一个垃圾。一个字可以被阅读，同样也可以被扔到垃圾桶，或也可以被归档或分类……精神病患者的"作品"会被扔进垃圾桶。文字既是客体，也是能指。

从1956年起，事实上拉康在其《被窃的信》①的讨论班中展示了，文字并不仅仅只是一个能指，一封信，同样也是一种书写行为。在此意义上，文字形成了一种边缘，它处于能指与享乐的临界，他把文字定义得如同废品一样。

在此过程中，精神病学家几乎没有注意到这些纸片，这些物体只是一些废弃物……然而，面对医学－法律（médico-légale）②鉴定（这确立了医生的立场，将医生放到专业人士中并确保其权威）的问题时，文字却成为能用来获得（病人）最私密的独特性的痕迹。正是出于这个目的，在疯人院工作的人，然后是精神科医生，开始关注精神症患者的产品，某些医生甚

---

① 雅克·拉康，《书写》，巴黎，门槛出版社，2001，第25页。
② 参见塔迪约，《疯癫的法医学研究》，1872；西蒙，《疯癫中的想象：关于疯子们的绘画，图样，描述与服装的研究》，摘自《医学心理学年鉴》，巴黎，巴黎笛卡尔大学心理学研究所主编，哈特马坦出版社，系列16，1876，第358—390页；西蒙，《疯子们的书写与绘画》，摘自《刑事人类学与刑事科学档案》，巴黎，PUF出版社，系列3，1888，第318—355页。

至会对此建立私人收藏。从垃圾桶到收藏品，疯子的产品变成被看重的物品，并在日后被视为作品。然而它们的地位并不稳定，我们看到了在欧洲，纳粹是如何对待这些作品及它们的作者的。

稍后不久，在这段可怕的插曲之后，这些非常有文化的产品被超现实主义者说成是垃圾（这些作品之后才被当作一项研究计划），按照布列塔的说法，他们的计划是通过自动写作洪流般的排出量对文学领域进行彻底的清洗。在这一点上，打开所有闸门这一意愿毫无疑问是超现实主义的创造性观念①。布列塔想通过自动主义获得自由。

阿尔托更进一步说："所有的文字都是无价值的东西②，所有精通自己语言的人，对于所有那些觉得词语有意义的人，所有那些灵魂中存在高度，思想中有着激流的人，所有那些有着时代精神的人……都是猪。""［……］我和你们讲：没有作品，没有语言，没有话语，没有精神，什么也没有。"③尽管看上去差不多，但布列塔与阿尔托的立场事实上是相互对立的。布列塔认为自动写作是意义的漂移，此外他寻找的是隐喻之外的东西④："我们知道超现实主义最持续关注的就是阐明隐喻是如何运作的［……］"，但并不排除对其本身在美学上的判断。当联

---

① 安德烈·布列塔，《当代观点》，巴黎，伽里玛出版社，1970，第171页。
② 安托南·阿尔托，《比重计-神经》，摘自《安托南·阿尔托全集》，卷一，第100页。
③ 安托南·阿尔托，《比重计-神经》，摘自《安托南·阿尔托全集》，卷一，第100—101页。
④ 安德烈·布列塔，《骑手视角》，巴黎，伽里玛出版社，1970，第51—52页。

想性漂移威胁到主体的完整性时，由于父姓能指的丧失，阿尔托无法重新追溯锚定点（Point de capiton），无法创造隐喻性的工作。他只能说自己是不可能创造作品的……

"垃圾出版物（poubellicatioin）"，拉康发明了这个讽刺的术语，是为了强调出版与垃圾桶的雷同。它说明了这样一个事实，即作品永远不能被完全认可。总是要不断地修改！……因为每一次，写的东西或选择的产品，其真理是永远不会实现的……因此，作品的产生仅仅强调缺失，因为客体，被拉康称之为的"客体a（l'objet a）"，跌落了；但同样也是"剩余享乐（le plus-de-jouir）"。

拉康反复多次提到此主题"垃圾出版物（poubellication）"，我们可以从中看到他对于作品的看法。对此，让-克劳德·米尔纳坚持认为，如果出版物属于垃圾桶的范畴，那正是出版从属于残渣，并且我们从中总结出，所有作品，其本身，都属于残渣。

对于此妙语"poublier①"，也就是说出版是为了遗忘，在这里要表达的还是卸载、解除的功能和效应是包含在出版行为中的。如果我们把作品交给其他人，它们就能够流通，我们就因此得以摆脱它们……所以，与拒绝文明的野蛮人或不接受文明的疯子相比，"文明的一部分就是如何处理垃圾和粪便。从这种视角看来，文化就如同文明的元素，作品就如同文化的组成部

---

① 在法语中"publier"意指出版，和垃圾出版物"poublier"只差一个字母，所以说这是个词语游戏。——译者注

分，出版就如同作品的维度，纸张就如同被选作是出版物与粪便的载体。垃圾与文采都是同一个东西，都是和欲望连在一起的，这无疑是决定性的（客体a的定理）[①]……"当代艺术极端地支持这种观点，特别是将废品提升到艺术对象的地位。

从作品导致的主体到作品的缺席

这种创造作品的不可能性常常是创作性的关键。正是作品构成了主体，这使拉康指出[②]，乔伊斯通过创作才成名，他是自己作品的儿子。成名意味着在作品形成了社会联系的意义上，乔伊斯进入了辞说的区域。作品变成决定作者这个主体位置的决定因素。

在精神病主体身上，废品客体并不一定获得（心理能量的）投注……在他的讨论班《精神病》的一次讨论中，拉康探讨[③]了卡尔·亚伯拉罕[④]（Karl Abraham）[⑤]提到的那个精神分裂症患者的行为，几个月来，他都在堆积一些普普通通的修路的石块，这对他来说很有好处。但是，"有一次把它们强行堆在一块木板

---

① 米尔纳，《清晰的作品，拉康，科学，哲学》，巴黎，门槛出版社，1995，第18页。
② 雅克·拉康，《讨论班，第二十三本，圣状》，巴黎，门槛出版社，2005。
③ 雅克·拉康，《讨论班，第三本，精神病》，巴黎，门槛出版社，1981，第29页。
④ 卡尔·亚伯拉罕（Karl Abraham，1877—1925），德国精神病学家、哲学家、精神分析家、艺术历史学家。精神分析的先锋人物之一，在1920年创建了柏林精神分析协会。——译者注
⑤ 卡尔·亚伯拉罕，《梦与神话－全集》（1908），巴黎，帕约出版社，1966，第42页。

上时，垮塌下来……我们把这打扫干净，似乎非常重视这些石头的这个人［……］在其欲望客体整体散落时，却没有提出一点儿抗议。他只是重新开始堆积其他石堆。这就是早发性痴呆症[1]"。此例子[2]使我们观察到，客体并没有被投注，投注的仅仅是收集行为，这种收集是重复行为的结果，在精神病学的术语中，被称之为刻板症。对于这一看上去非常珍贵的客体，主体要么使其瓦解，要么摆脱它。那些在纸上留下痕迹，却并不担心这些痕迹命运的主体也是同一种情况，这与症状是处于同一层面上的，就是作品的缺席。

作品的缺席与废品般的作品截然不同。当产生一个作品时，大多数人一般不会认为它是疯子的作品（参见未发作的精神病的问题），而更愿意说的是有人变成了一个精神病患者。如果说今天一个精神病患者可以创作一部作品，而且他的结构与创作有着密切的联系，那么这无疑是一个历史的转折点。

在作品的缺席与废品般的作品之间有一种对立性。在作品的缺席中，没有剩余享乐（plus-de-jouir），没有参与社会关系，没有文化客体，因为剩余享乐是属于一种论调的。对于拉康而言，享乐与快乐没有任何关系，在通往享乐的道路上主体必然会碰到痛苦，并且产生了压抑，从而主体放弃了那些冲动性的

---

[1] 早发性痴呆症是精神分裂症的早期称呼。——译者注

[2] 法比安娜·于拉克，《精神病中的重复，一个被遗忘的症状：刻板症》，发表于《精神病学的发展》杂志，第四期，1998，第659—677页。

满足。然而被压抑之物会回来，而享乐再次回来但却是被移位的，这就是症状，享乐的替代品之一："一方面是放弃，另一方面是发明替代品：骗取了小小的好处，一些享乐的东西就此产生了。拉康在剩余价值（plus-value）的原型上构建了剩余享乐，享乐的剩余同样也像经济交流体系中的剩余价值（plus-value）一样难以确定位置①"。在废品般的作品中，存在一种剩余享乐，但作者为了再次推进提问而放弃了它。

然而，我们可以说现代化的特点，正是文化领域对于那些昔日填满精神病院垃圾桶里的东西增加了的兴趣。

文学疯子／垃圾出版物

查尔斯·诺迪尔②（Charles Nodier）在1835年，在《疯子们的书目，一些古怪的书》（*Bibliographie des fous，De quelques livres excentriques*）③中，给古怪的书这个词下了一个自己的定义："在这里，我认为的古怪的书，是一本在所有常见文学和风格规则之外的书，即使在偶然的情况下，作者写这本书是有目的的话，也是不可能或很难猜测这一目的的。"这些书由那些"公认的，但是无门无派的"④疯子们撰写的，诺迪尔惊讶于

---

① 米勒，《拉康》，巴黎，博尔达斯出版社，1987，第90页。
② 查尔斯·诺迪尔（Charles Nodier，1780—1844），法国作家、浪漫派作家。——译者注
③ 查尔斯·诺迪尔，《疯子们的书目，一些古怪的书》，巴黎，灰烬出版社，2001，第7页。
④ 查尔斯·诺迪尔，《疯子们的书目，一些古怪的书》，巴黎，灰烬出版社，2001，第9页。

"这些医生哲学家们"没有为这一"书本疾病"发明一个名称。

切萨雷·龙勃罗梭[①]（Cesare-Lombroso）是最先试图理论化这个有文学天赋的疯子的问题的先锋之一，远远不是为了好玩，他为了思考[②]此问题，创造了"玛多义德（mattoïde）"这一术语（1894）。他认为"有文学天赋的疯癫（la folie littéraire）"是一种精神病的特殊形式，是介于正常和疯癫之间的一个中间类目："存在着一种多样化，从天才到庸俗的人。正是这种多样化在天才的疯子、健康人与严格意义上的疯子之间形成一种中间环：正是由病人组成的这种多样性，我把它命名为玛多义德。"[③]写字狂玛多义德（mattoïde graphomane）是这些"假疯子"中最为常见的一种类型。龙勃罗梭注意到他们的书写在概念的水平上非常贫瘠，从文字本身的水平可以辨别出症状，他指出："在大多数人身上，我们观察到更多的是灵感缺乏，而不是灵感充沛：他们会一卷一卷地写些没有意义和无趣味的东西：他们求助于观念的平庸、风格的无能，用感叹号或问号、连续的下画线和特殊的术语来回避自己的野心，这些都让人想起了偏狂患者[④]……"他几乎详尽无遗地描述了这些书写的特点：新

---

① 切萨雷·龙勃罗梭（Cesare-Lombroso，1835—1909），意大利精神病学家、医生、作家，犯罪人类学、刑事人类学派的创始人。——译者注
② 参见法比安娜·于拉克，《富尔·曼棉，从学校的案例到圣状的考古学》，摘自《不规则之距》，尼斯，出版社Z'，1990。
③ 切萨雷·龙勃罗梭，《天才》，巴黎，莱因瓦尔德·谢德出版社，1903，第344页，第3版，第4版。由伊斯特里亚和卡尔德里尼翻译成意大利文。
④ 切萨雷·龙勃罗梭，《天才》，巴黎，莱因瓦尔德·谢德出版社，1903，第344页，第3版，第4版。由伊斯特里亚和卡尔德里尼翻译成意大利文，第350页。

造词的出现，奇特的文字，丰富的题目，大量的双关语，混合在句子中的一系列数字，以及多次以刻板的方式重复某些句子或某些词语。他补充道，玛多义德，常常，"在他们本来的句子中混入修辞格，好像是为了给这些句子更多的力量，（通过一种我们在偏狂患者身上看到的类似方式）重新去书写古代的表意文字。在其中，修辞格发挥了决定性的标记作用①……"龙勃罗梭同样观察到句子或页面的特别划分，由反复出现的另一词改变位置构成的词与数字，以及通常复杂的书写方法②。他指出，玛多义德有时并不仅仅满足于写些奇怪的东西，有时还会把它们印出来（作者自费），并且如果疯子主要是写诗的话，那么神学内容将在玛多义德身上喷发出来。

"玛多义德对于其个人价值和自身的重要性有着一种夸大了的确信，这一确信的独特特征更多地出现在他们的书写中，而不是出现在他们日常生活的行为和语言中。"③

龙勃罗梭观察到在玛多义德这一并没有形成学派的阶层中，

---

① 切萨雷·龙勃罗梭，《天才》，巴黎，莱因瓦尔德·谢德出版社，1903，第344页，第3版，第4版。由伊斯特里亚和卡尔德里尼翻译成意大利文，第351页。

② "另一个特点是使用完全特殊的拼写和书法，有印刷字或下画线，以及在两竖列上书写。即使是在私人信件中，或使用水平线切割垂直线上的字，有时使用纵横交叉线，甚至使用一个特定的字母，下画线的使用优先于同一单词的其他字母，或者像《圣经》中那样分成许多独立的诗句，或者每两三个字加上一个小圆点［……］或者用括号，甚至把一个括号套在另一个括号中［……］把一个注解写在另一个注解上面，直到标题……"，摘自切萨雷·龙勃罗梭，《天才》，巴黎，莱因瓦尔德·谢德出版社，1903，第344页，第3版，第4版。由伊斯特里亚和卡尔德里尼翻译成意大利文，第353页。

③ 切萨雷·龙勃罗梭，《天才》，巴黎，莱因瓦尔德·谢德出版社，1903，第344页，第3版，第4版。由伊斯特里亚和卡尔德里尼翻译成意大利文，第346页。

根据当时的术语，我们常常会发现其中包括杀手、教条的先知、发明家、社会改革者，修道士及科学家。他指责他们，絮叨、疯狂的多产、特别虚荣，并且"这样的人们，如果有严肃的外表与恒定的韧性去追求一个坚定的理念，那么他们一点儿也不玛多义德（mattoïde），而是更接近偏狂患者及天才。他们的书写常常不会和对于荒谬的探寻、持续性的矛盾、絮叨、疯狂的多产以及某种完全占上风的倾向连在一起，而这些我们是在精神错乱的天才那里能看到的，他们身上占优势的是一种个人的自负"。

　　玛多义德选择的主题更多的是"最奇怪的、最不明确的或最无法解决的：化圆为方的问题、象形文字、《启示录》的解释、飞行气球、通灵论，或那些最流行的东西①……"但是，他在依据三种类别（"疯子，玛多义德，天才"）创建的系统中，遇到了一种不确定性（无法分类）："天才的玛多义德"。这些玛多义德（mattoïde），龙勃罗梭还说，如果在他们的书写中，他们和精神病院的病人一样疯癫的话，他们却有足够的常识来处理日常生活，这与真正的天才，特别是那些因精神错乱而受到启示的人形成了鲜明对比。

　　回过头来看，我们可以说龙勃罗梭认为的玛多义德是那些在临床中可以被视为一种精神病的结构，但具有此结构的主体

---

① 切萨雷·龙勃罗梭，《天才》，巴黎，莱因瓦尔德·谢德出版社，1903，第344页，第3版，第4版。由伊斯特里亚和卡尔德里尼翻译成意大利文，第356页。

并没有经历严格意义上的（精神病）发作，并且是可进行书写的人。龙勃罗梭确定了这种与写作的产生有关的特征的两个方面：一方面是走向妄想的合理化，补充了父姓的丧失，我们在其中发现了神学家；另一方面是对文字的享乐，我们在其中发现了诗人。

透过他的研究与理论性的"组装"，龙勃罗梭尝试将精神病患者的创作问题化，虽然他引用的精神病医生们的文章中常常提出相关的观点，但大部分仍然只是一些奇闻逸事。

在他依据三元分类创建的系统中，龙勃罗梭创造了这种中间类别，"玛多义德①"，它处于疯子与天才之间，"玛多义德，与精神错乱的人截然相反，看上去像天才，但却没有天才的实质"。玛多义德并不像疯子那样有创造力，但也有例外，龙勃罗梭把保罗·韦莱纳②（Paul Verlaine）当作一个天才的玛多义德的范例。

龙勃罗梭依据三种分类创建的系统（指疯子，玛多义德，天才的三种分类系统）的不一致性与脆弱性造成了他的困惑，并使他确认"不仅在精神错乱和理智之间，在疯子和玛多义德之间还存在着一种渐变的、不可知的联系，而且玛多义德和真正的天才之间也存在着一种联系，因为玛多义德是对天才的否

---

① 切萨雷·龙勃罗梭，《天才》，巴黎，莱因瓦尔德·谢德出版社，1903，第344页，第3版，第4版。由伊斯特里亚和卡尔德里尼翻译成意大利文，第482页。

② 保罗·韦莱纳（Paul Verlaine，1844—1896），法国作家、诗人、文学评论家、艺术评论家、短篇或中篇小说作家。——译者注

定。所以在我的收藏中，有些病人我还没有成功地确认他们应该属于疯子、玛多义德和天才的哪一个"①。

依据龙勃罗梭，"颓废派作家或艺术家"都是一些象征主义的诗人，这些被他诊断为"有文学天赋的玛多义德"中有真正的天才，比如韦莱纳，但同时他也承认自己无法理解韦莱纳。"我无法从我这边理解这些系列的词汇，它们按照句法连接在一起，似乎有意义，又没有意义，它狡黠地将你们的才智固定在空虚里，如同一种虚假的字谜或一种不用词语的字谜一样……"②

龙勃罗梭正是采用了富尔·曼棉（Fulmen Cotton）③等人著作中特有的这种意义之谜的标准来讨论的。他并没把曼棉与精神病院的疯子的创造性与天才的疯子放在相同的水平上讨论。然而，虽然他坚持讨论这个谜语的价值，即他所依赖的文学评论家朱乐·勒梅特尔④（Jules Lemaître）强调的价值，但他却无法完全理解它。

拉康给乔伊斯的著作中谜语式的修辞格赋予了很大的价值：乔伊斯"收集了没有意义的语词与句子。各种各样的谜语的修

① 切萨雷·龙勃罗梭，《天才》，巴黎，莱因瓦尔德·谢德出版社，1903，第344页，第3版，第4版。由伊斯特里亚和卡尔德里尼翻译成意大利文，第363页。
② 切萨雷·龙勃罗梭，《天才》，巴黎，莱因瓦尔德·谢德出版社，1903，第344页，第3版，第4版。由伊斯特里亚和卡尔德里尼翻译成意大利文，第369页。
③ 富尔·曼棉（Fulmen Cotton），修道院院长，他试图在社会中恢复原始基督教，奥古斯特·玛丽在论文中详细讨论了他的这一意图，并且认为这位院长是一位真正的"文学疯子"。——译者注
④ 朱乐·勒梅特尔（Jules Lemaître，1853—1914），法国戏剧作家和评论家。——译者注

辞格的不断出现组成了一种可以不需要意象的形式上的方法。谜语并不代表文本背后隐藏的要去发现的秘密。通过意义中的洞，大他者的享乐触到了边界。乔伊斯的文字来自于一种风格，而不是一种对于法则及能指的屈服"[①]。

当龙勃罗梭承认疯子是天才时，继续把疯子的作品归入怪现象，他提到了诺迪尔，并写道："似乎病人智慧的光芒，如此色彩缤纷，如此绚烂，突然收紧变成一束光，如同太阳穿过一片透镜一样，照亮了可怜的疯子的话语，让他在其理智享乐的整体中，变得从未如此博学、清澈、有说服力。"

如果龙勃罗梭无法设想在精神病与天才的产品之间有一种同一性的关系，那是因为在他看来，天才仅仅意味着理智的加重。当时对于是否要承认象征主义艺术上的踌躇，阻碍了精神病学家们去思考疯子的作品与创造的关系，这很可能是与当时那个时代密不可分的。但我们应该承认，这些19世纪末的精神病学家们盲目地决定了实在的边界，这是由三种能指的极点决定的：谜语、对文学性赋予的价值，以及精神病的症状在能指链上揭示出的东西。拉康正是以这三点（还有其他一些点）为基础来确立其圣状（sinthome）概念的。

对于一些人而言，出版是或者将会变成一种绝对必要的事情，对那些我们称为"文学疯子"的人也是如此。为什么出版

---

① 雅克·拉康，《讨论班，第二十三本，圣状》，巴黎，门槛出版社，2005。

对他们来说如此重要，尽管他们在"文学"上遭遇挫折，最终还是出版了自己的作品？冒着天赋的风险，不是每个人都有机会遇到一个雅克·里维埃[①]（Jacques Rivière）[②]，里维埃当时虽然不同意出版阿尔托的作品，但与阿尔托开始对话，毫无疑问这对阿尔托接下来的写作产生了重要的影响。而阿尔托并未被视为"文学疯子"，他大量的作品都是出版的，因此他完全有权力进入文化领域。

　　依据安德烈·巴维尔[③]（André Blavier）的定义，"根据定义，'文学疯子'这个严格控制的称谓是给那些（把自己写的东西）印刷出来的疯子们——而不是手写东西的疯子，不是那些因为埃卢尔德·德斯诺斯[④]（Eluard-Desnos）而出名的（住在巴黎）沙朗通的疯子们。对于他们，我们曾赋予某些额外的推崇，但最终还是放弃了"……"这种想要出版的必要性使得我们枕边读物的作者中，偏执狂、准偏执狂及其类似者占了主导地位，精神分裂症患者、慢性幻觉者和其他紊乱者则很少。但是相反，精神分裂症患者、慢性幻觉者和其他紊乱患者们才占了精神病院里病人最大的份额，也是其中最有趣的。"作者还强调，临床上只有"偏执狂和准偏执狂才有足够的社会适应能力和行动上

---

① 雅克·里维埃（Jacques Rivière, 1886—1925），法国作家、评论家和编辑。——译者注
② 参见阿尔托与里维埃的信件，收录于安托南·阿尔托，《安托南·阿尔托全集》，卷一，巴黎，伽里玛出版社。
③ 安德烈·巴维尔（André Blavier, 1922—2001），出生在比利时韦尔维耶市，图书管理员，兼多重身份：目录学家、诗人、批评家，学者和天才编辑者。——译者注
④ 埃卢尔德·德斯诺斯（Eluard-Desnos, 1895—1952），法国超现实主义诗人。——译者注

的自由来应对出版业的多重负担"①。

雷蒙·格诺②（Raymond Queneau）将那些国家图书馆无人问津的"文学疯子们"的部分作品挖掘出来，计划通过研究这些作家们的作品来理解他们的疯狂，从而也了解自己的神经症。正是在他与超现实主义者们接触之后，才投身于这项艰巨的研究任务，其成果就是《在黑暗的边缘：十九世纪法国的文学疯子》③（《*Aux confins des ténèbres. Les fous littéraires français du XIXᵉ siècle*》）。

在格诺的工作中，他承认"文学疯子"这一术语并不好，但却"没有更适合的"④。它不好是因为"这意味着说只根据一个人写作的内容与形式就判断其是否心理错乱是正当的。如果说写作的内容涉及作者本人时这样做还有可能的话，当写作内容是关于某个具体的科学问题时，这种做法就变得值得商榷了，甚至是荒谬的。我们就将不得不把疯狂视作一个有点过于严重的错误了。我们看到这种说法是如此的危险；只需记住，这是一种摆脱创新者们的便捷方式"⑤。格诺并不是第一位对此问题

---

① 安德烈·巴维尔，《文学疯子》，巴黎，维里尔出版社，1982，第57—58页。

② 雷蒙·格诺（Raymond Queneau，1903—1976），巴黎大学哲学学士，法国小说家、诗人、剧作家、数学家。——译者注

③ 雷蒙·格诺，《在黑暗的边缘，文学疯子》，巴黎，伽里玛出版社，2002，由维尔古斯介绍并作注（此作品在1934年被伽里玛出版社拒绝后一直未发行）。

④ 雷蒙·格诺，《在黑暗的边缘，文学疯子》，巴黎，伽里玛出版社，2002，第39页。之后，他选择了术语"拼凑的（hétéroclite）"代替"文学疯子"。

⑤ 雷蒙·格诺，《在黑暗的边缘，文学疯子》，巴黎，伽里玛出版社，2002，第39页。

感兴趣的人，但却是第一位想在弗洛伊德的启发下这样做的人。他的结论恰恰是他既无法总结，也无法着手分析某些作品与主体，因而他自己进行了个人分析（躺在长椅上）……

维尔古斯出版了格诺最终的版本①，对在《在黑暗的边缘，文学疯子》一书中删除了对于新造词的反思感到惊讶，因为这正是其所有作品的指导思想之一。在长时间与修道院院长曼棉②关于新造词的讨论之后，格诺宣布我们可以"怀疑创造一些词，就可以成为父亲。这也是造新词活动的秘密之一"③。最绝的是，格诺也一样，将会看到自己的研究被拒绝发表！

向大他者的讲述意味着一种认识的辩证法以及与真理的某种关系，因此其中有些东西要通过大他者得到承认。当史瑞伯写作时，他完全不处于妄想中。他向着法官以及科学讲话④。他想通过大他者承认自己的作品，这让精神病主体的谵妄确实得到了瓦解。

因此可能会遇到不同的案例：乔伊斯，想给学者们至少三百年时间来研究自己；阿尔托，夸耀自己是一个虚无的人，还有许多其他人，他们仍然是无名氏……

---

① 雷蒙·格诺，《在黑暗的边缘，文学疯子》，巴黎，伽里玛出版社，2002，第24页。
② 我们关注了他的案例：《富尔·曼棉：从学校的案例到圣状的考古学》，摘自《不规则之距》，尼斯，出版社Z'，1990，第52—69页，以及《奇点之柜》，摘自雷亚，《疯子的艺术》。
③ 雷蒙·格诺，《在黑暗的边缘，文学疯子》，巴黎，伽里玛出版社，2002，第24页。我们发现尽管格诺对新造词有着强烈的兴趣，但在这本书中还是将这部分讨论删除了。
④ 我们可以在拉康的文章《从初步问题到精神病所有可能性的治疗》中看到图示I里关于想象的轴线，摘自《书写》，巴黎，门槛出版社，1966。

圣状的考古学

为了更加深入地思考文字的基础，并重新定义"考古学"与"圣状"这两个重要的概念，研究圣状的考古学似乎是必要的步骤。

精神病学的概念，刻板症，分裂，自动症……，对于我们而言，它们就像一份历史档案，可以帮助我们着手探讨一些认识论上的问题。这些问题是我们在查看以前（病人们的）档案、作品、书写材料时肯定会提出的。

福柯使用"考古学"确定并开展了他最初的"具体研究"。正如他所言："'考古学'一词完全没有预期价值，它仅仅指明了口头语言的分析方向，明确了陈述语言和资料存档的等级规范，并且确定和阐明发音的规律性和实证性的领域，以及如何运用形成规则的概念、考古学衍生的概念和历史先验论。"[1]

关于考古学这一概念的研究方法有许多争论。米尔纳提醒我们，考古学这一概念是和认识论的切口概念连接在一起的。在福柯的理论中，"切口是一些言语的背叛"，当"历史本身"似乎抹去事件之间的中断时，他的所有工作就是寻找这些断裂、不连续性和切口。福柯[2]，在一种新的历史写作形式中探寻一种

---

[1] 米歇尔·福柯，《知识考古学》，巴黎，伽里玛出版社，1969，第269页。
[2] 米歇尔·福柯，《知识考古学》，巴黎，伽里玛出版社，1969，第12页。

方法，来构造一些特定的概念，以便用来描述这一不连续性。米尔纳总结道："福柯的计划就是要构建一个所有可能的言语切口的普遍类型学"，但在他看来，并不存在大的切口。然而他的理论却假设了相反的情况，因为他的观点建立"在可能的切口的不重合与不同源上。这就是为什么我们总是可以看到一些脱落和意外"[①]。

尽管我们采纳考古学这一术语，我们却无法遵循福柯的非常复杂和精细的方法论，我们只是狭义地使用这一术语，我们的目的不是要进入关于档案这一概念的哲学辩论中。我们更多地采用拉康的立场，他宣称存在"一些大的切口"，笛卡尔的我思（cogito），如同科学的主体的出现，就是其中一个切口。

我思（cogito）先于弗洛伊德无意识的发现，也就是说，无意识的主体与科学的主体可视为相同的，分化的主体介于知识与真理之间。经典精神病学的概念的产生与科学的主体相关，因此我们可以从弗洛伊德领域的概念中得到启发。事实上，主体的问题困扰着经典的精神病学的概念，通过将这做成考古学，也就是从这些概念产生的时代中抽取出一些时代的意识形态。

因此，在一系列的争论与理论化之后，精神病学，随着克莱兰堡，在机械论的模式上产生心理自动症的概念，主体的问题，正如我们在之前所看到的，通过涉及在幻觉中主体性存在

---

① 米尔纳，《清晰的作品：拉康、科学、哲学》，巴黎，门槛出版社，1995。

的问题浮现出来；克莱兰堡直截了当地把它解释为"具有思考能力的幻觉"。

　　另外一个由拉康的理论提出的重要概念，被我们当作假设来证明精神病结构的存在。拉康教导我们说"症状，即是实在中象征的效果"，这实际上是人们拥有的最实在的东西。

　　拉康在其教学的最后阶段提出了一个概念："圣状"，这一概念并没有完全发展，并产生了一个尚未解决的问题。"圣状"这一术语需要概念上的修饰，正如德勒兹对它定义的那样，"只有当一些问题我们觉得没看清楚或者没问好时[1]"才需要提出一个概念，（概念）"是一个整体，因为它把其组成部分都囊括进去了，但是这只是一个碎片化的整体"[2]。拉康从症状（作为症状的圣状）是一种增补（suppléance）的观念开始，到他对乔伊斯的范例证明了这一点，他把这位作家视为一种没有发作的精神病案例，作家在语言方面的特殊工作使他能够在自己的精神病结构中保持平衡，避免发作。

　　如果说在精神病结构中，想象界会趋向于脱离象征界和实在界的交汇之处的话，是有可能把它和象征界和实在界打个结，并让它们一直连接在一起的。打这个结就需要第四个环：为乔伊斯带来了一个替代性"自我（ego）"的圣状，也就是他通过作家工作实现的一个假体。这一打结是在最接近文字的地方

---

① 德勒兹、瓜塔里，《什么是哲学?》，午夜出版社，1991，第22页。
② 德勒兹、瓜塔里，《什么是哲学?》，午夜出版社，1991，第21页。

形成的，因为乔伊斯作为作家最后的工作，他最后的作品，《芬尼根的守灵夜》（*Finnegans Wake*），带领他做了一个对语言本身的工作，并创造出一个相当于跨语言的几乎都是新造词的语种。另外，我们重新发现沃尔夫森也有类似的举动，这个精神分裂症患者变成了作家。

尽管这些假设可能显得有风险，但它们仍然依赖于精神病学开始以来反复出现的临床观察。事实上，其中主要的发现是在精神病患者的作品中文字大量涌现，即使没有完成天才般的作品，这些文字还是不断产出。

考古学领域

之后，某些元素似乎构成了圣状理论限定的真理的边缘。通过关注精神病院的"富有艺术性的"或边缘艺术的作品的研究，及由此产生的医学评论，我们可以注意到，精神病医生很早就观察并提出了一种创造的症状学的假设。当然，在大多数情况下，这些都是形式化的描述或观察，甚至是审美判断，就像在某些模范教派①的病例中一样，比如富尔·曼棉②这个案例，就其重要性，并鉴于后人花费了如此多的笔墨，有过如此多的讨论而言，我们可以把它称为"头牌"个案了。因此，得益于

① 请参见我们对马塞尔·雷亚的书的介绍。
② 参见法比安娜·于拉克，《不规则之距》，尼斯，出版社Z'，1990，第53—69页。

少数精神病医生们的工作，一点一点地拼凑出一个拼图，并为当代精神病医生，重建出特别引人瞩目的人物故事。他们按照自己的理论，将这些个案做成了一些无疑很有启发性的个案。

这些故事是顺着临床工作者们的一些争论，按照一些和临床案例展示连在一起的独特风格写下来的，在当时的流行风尚中，构成了一些让（精神病）诊所引人关注的收藏品。

某些精神病医生，如雷亚和其他一些人，却试图提出关于精神病患者创造的问题，而不是仅仅将它们记录下来。雷亚因此试着依据创作的功能对这些作者进行分类，从简单到复杂的过程，将外行（大部分人）与从业人员区分开。他还区分了三组作品：那些特征为"几乎纯粹的自动症"[①]，显示出一种精神上的解体；包含情感或思想的作品（对雷亚来说，这是最有趣但还最不为人知的群组）；最后，在这些作品中，那些包含情感或思想的作品，还加入了对文学研究的关注。在他尤其看中的对于他称之为的"受启示的"文本的研究中，他区分了两个极点：散文与诗，出乎意料的是，他观察到，诗句在其中是占主导位置的。

他认为，最常见的是源于幻觉的诗，其中的节奏和韵律被证实是最重要的，以进化论为假设，在所有的文学作品中，诗

---

① 马塞尔·雷亚，《疯子的艺术，奇特的工作室》，由法比安娜·于拉克收集并重新编辑，尼斯，出版社Z'，1994。

优先于散文。此外，语言学家索绪尔[①]同样采用了这一假设。

从此开始，雷亚解释了那些急切地想要表达一种情绪的"初学者们"是多么需要韵律学的矫形手段，而"有软弱的灵魂的人，只需表达一个缺乏情感的知识性的胡言乱语，即使他们使用同样的手段。近似的节奏与谐音是他们语言的特点，但却并没有按外加寄生元素的方式。它们是艺术作品创作的灵魂，正是通过它们形成了一种观念的联想"[②]。这些作者，体验到一种思想上病态的混乱，因此在韵律中找到一种框架，代替了理性表达及反思。

雷亚在节奏的重复中观察到某些生物学上的东西，以及这些东西对象征性系统的影响，并把它们视为一种语言机械性的倒退。因此，语言就成了一种空壳子，但同时又自相矛盾地成为一种非常珍贵的助手。"节奏被当作一种局限思想的框架，如同一个模子，在其中，词语占据了位置，这是一种可以说是生理上的方法，在大多数人性的表现形式中支配着个性"[③]，"对于这些作者的胡言乱语，节奏与口腔中部的顿挫是一些珍贵的导师，而且节奏远非是专制的，它帮助他们迸发着新意象的句

---

① 斯塔罗宾斯基，《词语之下的词语，费迪南德·索绪尔的字谜》，巴黎，伽里玛出版社，1971。

② 马塞尔·雷亚，《疯子的艺术，奇特的工作室》，由法比安娜·于拉克收集及重新编辑，尼斯，出版社 Z'，1994，第56页。

③ 马塞尔·雷亚，《疯子的艺术，奇特的工作室》，由法比安娜·于拉克收集及重新编辑，尼斯，出版社 Z'，1994，第35页。

子；他们使用节奏、谐音、双关语，以及一些外部参照来建立自己的句子，这比常识和逻辑更自发一些：他们使用一些词语来思考，但这些词语是作为声音而非意象与观念的载体被使用的"[1]。

雷亚几次三番地强调"召唤谐音功能"，并强调说，这一节奏的机制在"一种毫无价值的智力自动症上空转"[2]。在那些包含一种情绪或观念的作品，即他的第二种分类中，他注意到了思想的同样"机械化"条件。但他认为，由此产生的不一致性只是表面上的。节奏，变成自动症，弥补了语言的分裂，扎根于生物学，并构成了一种结构，它将弥补表达上的或更确切地说是情绪上的缺乏。逻辑是属于情感表达（意义的影响）的方面，而节奏、谐音以及双关语建立在生物学上，并且本身没有意义。因此确切地说，当缺乏情感时，当缺乏表达时，就会出现一种只被韵律支撑的思想。雷亚在精神病患者的文字中观察到一种空的形式，这种空的形式只能在节奏中找到其依据，即一种生物学上纯粹的表达。他发现了形式矫正（orthopedique de la forme）的维度，并且预感到拉康之后强调的如同一种精神病患者创作的结构维度。

因此对于雷亚而言，"精神病患者是一群真正的作诗狂，押

---

[1] 马塞尔·雷亚，《疯子的艺术，奇特的工作室》，由法比安娜·于拉克收集及重新编辑，尼斯，出版社Z'，1994，第36页。

[2] 马塞尔·雷亚，《疯子的艺术，奇特的工作室》，由法比安娜·于拉克收集及重新编辑，尼斯，出版社Z'，1994，第36页。

韵是他们的一种日常痛苦","美学却无法弥补他们愚蠢的啰唆：他们如同一群语言的残废，如果他们没有得到韵律学矫正的支撑，就无法迈出一步"[1]，但他们也可以不受任何规则的约束。"这些诗句的疯子"（或行为的疯子）既有空洞的情绪，又焦急地写作，并且使用的教学模式往往只是"一些喋喋不休的借口"。然而，在某些情况下，这种诗的或图形的框架可以作为一种根本的记忆元素，在这上面嫁接了一个创造性的作品，这些作品的重要性和艺术价值的范围可能会很大。"心理疾病可能在废除智力之前，反而先激化了他们[2]……"

拉康在关于乔伊斯[3]的讨论班上指出，事实上写作完全可能成为他所谓的"自我（ego）[4]"的重要部分。对此，他引证了乔伊斯的一个具有范式价值的典型逸事。一天，某人请求乔伊斯对科克市的风景画发表评论。对于乔伊斯的评论，这个人反驳道："可是很明显，我知道这只是科克市主广场的一个外观而已，我熟悉它。但这是谁把它放到框架（encdre）里的？"乔伊斯回答是"科克市（cork）"（英语是"软木 liège"）。这很形象

---

[1] 马塞尔·雷亚，《疯子的艺术，奇特的工作室》，由法比安娜·于拉克收集及重新编辑，尼斯，出版社 Z'，1994，第38页。

[2] 马塞尔·雷亚，《疯子的艺术，奇特的工作室》，由法比安娜·于拉克收集及重新编辑，尼斯，出版社 Z'，1994，第33页。

[3] 雅克·拉康，《讨论班，第二十三本，圣状》，1976 年 5 月 11 日的讨论，巴黎，门槛出版社，2005。

[4] 术语"自我"源自弗洛伊德。参见《哀悼与忧郁》，摘自《元心理学》，巴黎，伽里玛出版社，1968。

地说明了在乔伊斯的著作中，在那些他收集起来用作一个艺术作品的各种各样的材料中，"框架至少总是与它应该表示的图像之间有着同音异义的关系"。因此框架有一个根本的价值，提供了一个载体，有助于写作。

普通"公民"从来都不是伟大的诗人，所谓的正常人的特点是，他，"像一个毫不留情的机器人一样适应了自身的存在"①。因此自动症拥有两个方面，一方面是习惯的载体，另一方面是创造的源泉。

雷亚的观察的确有着一种陈旧的进化论背景，但他通过揭示作品的创作在某些情况下扮演了一个修复性的角色，并取得了新的突破。韵律学、韵律、夸张的说教式表述只是拉康派术语意义上的思想形式或框架性表达。

这种对于节奏／韵律的求助，这种匆忙的躁狂表现，被雷亚归于"机械化思维"，这对应于拉康称之为的"强制性话语现象"，这在本质上属于语言的结构，因此，"必须把精神病的核心和一种（特殊的）与能指的关系连在一起"。1955年，他宣布："……我们可以在话语现象的内部，纳入三个界面，即能指呈现的象征界，由意义表示的想象界，然后是实在界，也就是在其历时语言学的维度上实际持有的论调……②""我们怎么能

---

① 马塞尔·雷亚，《疯子的艺术，奇特的工作室》，由法比安娜·于拉克收集及重新编辑，尼斯，出版社Z'，1994，第33页。
② 雅克·拉康，《讨论班，第三本，精神病》，巴黎，门槛出版社，1981，第75—76页。

不觉得我们所依赖的语言在某种程度上有一种强制性？这就是为什么我们所说的病人有时比我们所说的正常人走得更远。更恰当的问题是，为什么一个正常的人，所谓的正常人，无法意识到话语是一种拼凑品，话语是一种使人类受折磨的癌症形式。怎么会有人最后能感到这一点呢？"[①]这种语言的干扰，这种"把我们的行动当作口头行为组织起来的连贯性"[②]，被精神病患者强烈地感受到了。

想象性关系的障碍，通过谵妄发作呈现出来，是一种能指秩序的缺失。通常是想象中的拐杖无法再支撑了，一个能指被召唤，即父姓的能指，但它却是缺席的、丧失的，对于主体而言这是一个死胡同，他陷入迷惘、崩溃中。因此，当没有回答时，在被中断的能指链中，突然出现了幻觉，以及强加性的言语现象……

依据拉康（参见关于乔伊斯的讨论班）的观点，精神病患者的主体参与书写，允许自己沉浸在这种现象中，或相反，允许自己消解它，但由于象征的自主性，精神病患者的书写发挥了增补的作用。在雷亚之后的半个世纪，拉康提出了象征根本的自主性，"强加性的话语"现象不过是被排除在外的能指，它以一种"基本现象"的形式返回到实在界中。对此作出回应的是

---

① 雅克·拉康，《讨论班，第二十三本，圣状》，巴黎，门槛出版社，2005，1976年2月17日的讨论。
② 雅克·拉康，《讨论班，第二十三本，圣状》，巴黎，门槛出版社，2005，第128页。

一种精神病的特殊的防御机制形式：书写。

正如我们在前面看到的，早在雷亚之前，龙勃罗梭就在某些作品中观察到了句子特殊的分割、特定的书法、新造词的使用等。他发现了这种支撑了创造性的独特结构，"玛多义德①"，但他却没法做到把这明确地归于精神病或是正常状态。

为了解释精神病患者身上的创造性机制，雷亚又往前跨了一步，尽管局限于当时的遗传学观点，但他明白了这一形式的矫正维度，并直觉地觉察到拉康在之后指出的作为一种增补的结构维度。在19世纪初，这些概念都是全新的，"疯癫的艺术"，无论是文学还是造型艺术，都没有从一开始就得到认可。保罗·米勒博士，著名的精神病医生，因而必须以马塞尔·雷亚的化名来创作一部艺术评论，来提升疯子和原始艺术的独特产品的地位，让它们获得作品的尊严。他的工作为精神病学家们留下了很大的空间，现象学的描写，为原生艺术的理论辅平了道路。

在他的作品中出现了一些重要的人物，尽管他非常小心地匿名，但通过交叉研究，我们可以确定他们是埃米尔·乔索

---

① 龙勃罗梭建立了一种特殊分类目录，"玛多义德"，意在表示一些"脾气几近疯狂"的人。他把玛多义德作为一种正常与疯狂之间的中间类别。"多种多样的存在为我们展示了天才的标记与庸才的底子。这种多样性在天才的疯子、圣人与所谓的真正的疯子之间形成了中间环：正是病人们构成了我所命名的玛多义德，摘自《天才》，第3版，第5版意大利文，柯龙纳·德·科隆纳、卡尔德里尼译，巴黎，莱因瓦尔德·谢德出版社，1903（玛多义德是根据意大利语matto = fou 创造的新造词）。

姆·霍迪诺斯、无名氏（法国旅行者）、阿尔伯特·德拉瓦莱男
爵、爱德华·卢西恩、西奥斐尔·勒罗伊、泽维尔·科顿、尤
拉利·霍滕斯·朱塞林、尊敬的鲁斯坦、玛丽·安德里厄·圣
雷米、阿尔方斯·奥伯廷·迪特·勒洛林、让-皮埃尔·布里塞
特。还有一些匿名者是珍贵的信息来源，其中也包括那些参与
编辑精神病院日志的人，雷亚与其他人的工作正是基于这些
日志。

在雷亚之后，杜布菲之前，文雄与明科夫斯卡医生关注
"艺术的精神病理学"，以及（来自法国南部的阿尔比市的）巴
雅博士以疯子的艺术[1]表现做了一个博物馆的收藏项目，但最受
关注的是摩根塔尔[2]和普林茨霍恩的德语作品，尤其是超现实主
义者们的作品。

所有这些精神病学家们都没有注意到他们的研究中存在一
种文字功能。这显然是一个结构性的事实。

---

① 巴雅，《为精神错乱者的艺术活动建立博物馆计划》，摘自《脑疾患教科书》，第3版，
1908。
② 摩根塔尔，《一位患有精神病的艺术家——阿道夫·沃利夫》，柏林梅杜萨·维恩出版社，
1921。

7. 超越症状现象学：从文字到结构

拉康：文字与能指

拉康在1961年的讨论班《认同》中确认了能指与文字之间的联系。他把文字描述为"能指的本质"，从此区别于符号。这正是他称之为能指的文学结构，其中音素发挥了枢纽的作用。无意识的结构如同一种语言。

拉康在其1971年的文章《文字涂抹地①》（*Lituraterre*）中公开了关于文字是能指的本质这一观点的新进展。文字有两种效应：一方面，是意义的效应，这是直接与能指本身连在一起的，并作为能指的物质基础，另一方面，与享乐的边缘效应，即与能指没有关系，也与意义的效应无关，它唯一的功能就是成为主体的痕迹。

"要明白，在一个辞说里，发生书写的效应［……］能指与所指，不仅只有语言学区分了它们。［……］语言学不仅区分了能指与所指。如果有什么东西可以把我们领入书写的维度，那就是我们意识到，所指与耳朵无关，而只与阅读有关，阅读那些我们注意到的能指。所指，并不是那些我们注意到的东西。我们注意到的东西，正是能指。"②因此所指是能指的效应③，并

① 雅克·拉康，《文字涂抹地》，摘自《文学作品》，第三期，1971，第6—13页。
② 雅克·拉康，《讨论班，第二十本，再一次》，巴黎，门槛出版社，1975，第34页。
③ 雅克·拉康，《讨论班，第二十本，再一次》，巴黎，门槛出版社，1975，第34页。

且在辞说的这一效应中，已经存在书写和字母的维度了。

米勒，在他的文章《拉康最后的教诲》中，提到从《再一次》这一讨论班开始，拉康对自己整个理论过程进行了一次真正的颠覆。他从享乐入手，而他之前的出发点是语言和向大他者交流的语言。他质疑语言这一概念，并认为这个概念来自他命名的"呀呀语（lalangue）"的衍生概念。呀呀语是"语法和句法得到规整之前的话语"[①]。这是对于话语概念的质疑，不将其看作是交流（的工具），而是一种享乐。

呀呀语是一种从语言结构中拆分出来的话语，与交流对比，它看上去是衍生物。在拉康当时的理论构建中，享乐的概念率先于其他比如作为交流（手段）的语言与话语概念。大他者，父姓，阳具符号被简化成一种这些基本上不相连的东西之间的装订功能。它们仅仅被简化为一些连接器。

在第二十本讨论班中，无－关系（non-rapport）的概念有一个扩展，它限定了结构的概念，我们因此观察到文字的问题是建立在享乐与能指之间的无－关系上面的。

文字与能指

依照鉴别诊断，必须强调在神经症范围内的文字功能表示

---

① 米勒，《享乐的六种范式》，摘自《弗洛伊德事业杂志》，第43期，1999，第25页。

一种压抑。文字在这里涉及了无意识，分化的主体。临床实践使我们常常观察到神经症与精神症之间的区别，并表明有时这个文字的问题也可以在神经症中完全占据重要位置。由此，我们想到一例严重的强迫症个案，患者对于母语的拒绝导致了严重的文字恐惧症，表现为不能阅读和书写，并引发了对语言本身的怀疑和质疑。

另外一例被塞尔日·勒克莱尔①（Serge Leclaire）多次探讨的个案，正是菲利浦与独角兽的梦（Poordjeli②），勒克莱尔对这个梦进行了"逐字逐句"的阐释，并以此作为核心，通过对于建构的话语的阅读，解释了主体的建构性欲望：梦中的凝结是与压抑连在一起的。

从这个连接着早期记忆残余的梦出发，勒克莱尔建立了一种和主体历史连在一起的能指链。要被妈妈"逼疯了"的"可怜的菲利浦"，在自己曾经体会到的对姑母莉莉的欲望与尿壶和床之间摇摆。通过主体体验到整个享乐的回忆（从屈辱到唤起），从而换喻式地使主体的欲望变得活跃起来。勒克莱尔为我们提供了他的分析者菲利浦的一部分（故事），就在一瞬间，意义被重新组合成一个字面上的公式，这是专有名词的秘密的复制品，无意识的密码。这样的一个突然涌现，似乎曾经是菲利

---

① 塞尔日·勒克莱尔（Serge Leclaire，1924—1994），法国精神病学家、精神分析家，拉康的学生，最早的拉康派成员。——译者注
② 艾里总编，《无意识》，博纳瓦尔第五界座谈会，巴黎，德斯里—德—布劳德尔出版社，1966。

浦的秘密名字，带着最小的必不可少的乔装改扮之后可以写为："pôo（d）j'eli"，在其中我们可以看到起根本幻想的一些组成元素。这个秘密的名字，不能缩减的模式，没有意义，将在他的独特性中构成无意识的连接。

勒克莱尔把"字母"（文字）称为一种无意识记忆的痕迹："每个字母都是通过其'痕迹'的性质这一事实来实现无意识的记忆功能的。"

性感带被定义为一个独特的身体区域的登录印记。母亲用手指抚摸孩子的脸就是打下了一种标记，"打开了一个享乐的坑"[1]，铭刻下一个字母。手指变成"承载字母者"或铭刻器，字母固定了一种差异的间距。

字母正是那个构成并标记着身体的一个地点的东西，"字母的特点正是最初呈现为一条固定与解除享乐的划线……[2]"字母只是编制了能指的不同，此处属于道一[3]（trait unaire）的秩序。

身体、文字与大他者

为了回应人们对勒克莱尔这项工作的攻击，拉康断言无意

---

[1] 塞尔日·勒克莱尔，《精神分析，关于无意识秩序与字母实践的评论》，巴黎，门槛出版社，1968，第72页。

[2] 塞尔日·勒克莱尔，《精神分析，关于无意识秩序与字母实践的评论》，巴黎，门槛出版社，1968，第76页。

[3] 道一（Trait unaire），在精神分析中，此术语是拉康根据德语"L'Einziger Zug"翻译而成的，意指那个承载了差异的功能。道一同样也是一种铭文，但却并不具有书写的意义。——译者注

识只有在大他者的领域才有意义，但并不是在阐释中产生的意义的结果，而是其中没有任何意义的症状中的能指的衔接。事实上，拉康通过参考弗洛伊德，认为在勒克莱尔报告的案例中，身体被构想为性感带，铭刻在（享乐的）坑上的差异中，找到与大他者的关系，这就是我们应该在拉康的回应中明白的东西。

从另一方面说，精神病患者享乐的身体与大他者松开了连接。而文字没有相同的功能，精神病患者并没有按照压抑模式安住在能指中。

对于弗洛伊德而言，"整个身体都构成了一个性感带"①，通过质询疑病症的行为②，他把这种可能性扩展到身体的内部所代表的所有性器官上，它们也可以成为这种兴奋的所在地，身体的任何部位都可以变成性感带。

身体的文字：疑病症

身体层面的感知现象在许多精神病主体中都普遍存在。某些症状揭示了一种语言能指与身体器官之间的直接联系。这位精神病患者就是这种情况，当他处于谵妄时大声讲出"王宫"这个词时，就会用手托住下巴来模仿疼痛，这个能指在分析关系的框架中被标定出来了。因此，我们不可避免地讨论妄想式

① 弗洛伊德，《精神分析摘要》（1938），巴黎，PUF出版社，1949，第11页。
② 弗洛伊德，《自恋引论》（1914），摘自《性生活》，巴黎，PUF出版社，1969，第88页。

疑病症及更加极端的病症，也就是科塔尔综合征的问题[1]。

弗洛伊德假设在疑病症中，没有像有癔症的案例中一样涉及一种言说的身体（corps parlant），对于癔症患者来说，转换的症状通过换喻和隐喻的活动，进入一种被压抑的能指链中。在《元心理学》（Métapsychologie，1915）中，弗洛伊德认为精神分裂症某些固有的症状可能在某些方面与替代性的、癔症的或强迫症的症状相似。

为了澄清他的立场，弗洛伊德借用了陶斯克的临床资料，我们已经提及过的，一位年轻女子在与未婚夫发生口角之后，似乎得了精神分裂症，症状表现在身体上面，尤其在眼睛上面。弗洛伊德的总结与他的学生一致，"与器官（眼睛）的关系窃取了整体内容的再现功能。此处，精神分裂症表达出一种疑病症的特征，它变成器官的语言"。

"眼睛的旋转者"这个能指在德语中表示某些东西"不可靠"，某个使女孩们摇头的人在这位精神分裂症患者的论调中变成："眼睛不正常，它们是扭曲的（歪曲的）……"她仅仅理解"眼睛的旋转者"的字面意思，并没有把这句话当成一种隐喻，而是把它变成身体上的一种症状。

---

① 法比安娜·于拉克，《从主体的死亡到两次死亡之间——科塔德综合征研究》，摘自《结构》，尼斯，1996年2月，第69—82页。

因此在癔症的症状中，有一种真正的隐喻关系[1]，并且，如同弗洛伊德展示的，躯体的易化（frayage）[2]重新活跃起来。癔症的症状如同一个被省略、压抑的能指的替代能指。转换（症状）是一种无意识的形成，如果陶斯克的女病人是癔症患者的话，那么身体将会讲话。她不会说："眼睛不正常，它们是歪的"，她的眼睛会真的歪掉。

在艾玛的案例中，"眼睛的旋转者"这一表情是被未婚夫的行为引起的，未婚夫的这种行为使她移置到呈现出心理综合症的主体位置中，因为这种综合症可以概括为"眼睛的旋转者"。这句话代表了艾玛一系列的观念，更加突显这句话具有新造词的特征。

弗洛伊德在引用陶斯克的案例时，也同样参照了布洛伊勒关于精神分裂症的著作，以及荣格或其他人引用的案例，据他的看法，这些案例可以用一个精确的公式来概括。

"在精神分裂症中，这些词经受了相同的过程，即从梦的潜在思想从发，产生了梦的图像，我们把这称为原发性'心理过程'。这些词被凝缩并通过移置来转移，没有剩余，相互投注；

---

① 关于这些不同的临床问题参见拉康，《讨论班，第三本，精神病》，第七章《癔症的问题》，第181—193页。

② 易化，（frayage），是弗洛伊德用以描述精神机制功能的一种神经学的术语，即从一个神经元到另一个神经元的通道中的兴奋必然要克服某些抵抗。一当如此的一个通道引起了这样的抵抗的持久的降低，人们就说这里有易化。同时，兴奋总是偏向于选择易化了的道路而不是非易化的道路。——译者注

这个心理过程可以发展到仅剩一个词，由于词的多重关系，而承担了整个思想链的功能。①”拉康之后，我们可以说没有剩余表示客体 a ，因此这些词没有作为缺失发挥作用，因为主体无法承受象征性阉割的考验（弗洛伊德的俄底浦斯情结）。

艾玛按字面意思来理解这一表达，而没有把它当作一种隐喻。她抱怨有一双翻转的双眼，这是一双假眼睛（les yeux faussés），只能使用别人的眼睛观察世界。这个俗语使她回到实在中，能指链之外，它表面上的意思是回到了器官上。她没有说自己感到痛苦，而是说自己有一双碍事的翻转的眼睛。这里涉及的并不是一个无意识的构成，而是一个成语，一个和她紧密相关的能指，这一能指如同对偏执狂患者而言，从主体之外返回来的侮辱那样起作用，在这里，（不是侮辱）而是一个身体器官。

在精神病中，“器官的语言”这一假设使我们意识到并开始讨论所谓的“科塔尔综合征”的极端症状，以前称之为“否定性谵妄”。在其“纯粹”的形式中，包含了器官的否定，不朽的感觉（时间的否定授予了一种无限的价值），然后是世界的否定。患此症的主体体验到一种空虚或永生的感觉，在时间或空间中变得无穷无尽。这是一种想象界（过去经历的时间）的严重紊乱，以及象征界的结构崩塌，这对处于语言中的主体的想

---

① 弗洛伊德，《元心理学》，巴黎，伽里玛出版社，1968。

象界产生了影响。主体所抱怨的身体上的现象与回归到象征界的想象界相关，而这种回归已经被实在界抛弃了。

从否定性谵妄到昏迷

在经过大量的讨论之后，包括1892年布卢瓦①（法）的会议，精神科医生们总结：大多数人认为，科塔尔的观察并没有如同他所希望的那样，得出对立于"受迫害者"的"否定者"这一新的独立概念，而是得出一种症候群。塞格拉斯致力于扩展这种症候群的概念框架，这种症候群可以表现出各种各样的、看上去和系统性疯癫（偏执狂）与忧郁症相对立的临床形式。

在目前的临床与众多的精神病案例中，科塔尔综合征展现的各种症状被描绘出来，即使从临床症候上讲，这种综合征的所有表现并没有完全展开。阿尔托在1948年描述过自己的一种状态："没有嘴，没有舌头，没有牙齿，没有喉咙，没有食道，没有胃，没有肛门，我将重新构建自己。"这些临床特征清楚地表明这确实是一种症候群，而不是经典意义上的（谵妄症状的）实体。

在我们看来，似乎有必要辩识在每一个精神病案例中常常

---

① 卡穆斯，《否定性谵妄报告》，摘自《精神医学年会》，布卢瓦（法），1893，第3—38页。

呈现的否定性谵妄表现出的特征[①]。科塔尔综合征这一类目将成为对许多状态进行治疗的有利诊断元素，这些状态不仅有精神病的方面，也有身心障碍的方面。某些类型的不可解释的昏迷与某些紧张症患者的表现特别令人困惑。在那些状态中，难道不是（在某种意义上）等同于"我没有器官"或"我不存在"这些提法吗？

在忧郁症的"心身效应"中，没有严格意义上的妄想，只有精神对肉体的（能量）投注。我们在"主体的死亡[②]"与主体死了（在与癔症性昏迷不同的意义上）之间建立了一种等价关系。也许自闭症的问题在这一点上将会变得更清楚，我们可以来看看史瑞伯和阿尔托：史瑞伯有各式各样疑病症性的担忧，尤其是他感觉自己已经死了这件事，阿尔托则有大量感受性的身体现象。在他身上，这些现象有时具体体现为一系列器官和字母结合在一起的谵妄："我再也感觉不到身体了，我刚刚离开这个保证了我的边界的身体，相反，感觉到自己属于无限，这让我变得开心得多，因为我们明白了曾经的那个自己来自于这一无限的、无穷的头脑，我们会看到它［……］。一些像您的脾脏、肝脏、心脏或肺部这样的东西会不断地挣脱束缚，在介于

---

① 切尔马克在其文章《科塔尔综合征的精神分析意义》中提出的一些建议，摘自《否定性谵妄》，1992年修订版，参考图卢兹研究所，圣—安娜研究所，临床精神病理学研究援助协会于1992年12月12日和13日联合举行的座谈会记录，巴黎，圣—日耳曼恩莱出版社，1993。

② 法比安娜·于拉克《从主体的死亡到两次死亡之间——科塔德综合征研究》，摘自《结构》，尼斯，1996年2月，第69—82页。

气与水之间的气氛中炸开，但它们似乎在召唤一些东西，命令它们聚集在一起。从我的脾脏、肝脏流出的东西，就像一张非常古老而神秘的字母表，它被一张巨大的嘴嚼碎，这张傲慢的嘴强烈地压抑着对这些不可见的东西的嫉妒。这些符号飘散在四面八方的空间里[①]⋯⋯"文字逃离了他的身体"被一张看不见的巨大的嘴嚼碎"，阿尔托被驱逐（或被排放）到了虚无中。

与这些感受及身体周围的恶魔们相反，阿尔托发现最好的办法就是在他身体的每一个点上，或者在他认为可以看到的空间里，在每一个角落里，都画上一个小小十字架形符号。"我也会在任何一块小纸片上，或手边的书上写下一些驱魔的咒语，无论是从文学的角度，还是魔法的角度来看，这些咒语都是没有价值的。因为在这种状态下，写的东西与其说仅仅只是变形的残渣，还不如说是生命高光的赝品。"[②]

刻板症：文字最精练的表达

因此，临床经验使我们能够看到，在精神病的问题中，文字表达的功能是核心。这让我们去探讨一个自身有着重复的不同于神经症症状的（精神）构造。因此，我们提出重复即圣状的假设，将其与古典精神病学置于刻板症概念下的重复联系起

---

① 阿尔托，《塔拉乌马拉斯》，1971，巴黎，伽里玛出版社，第29—30页。
② 阿尔托，《塔拉乌马拉斯》，1971，巴黎，伽里玛出版社，第32页。

来，这远远不仅只有看上去的消极的方面，在我们看来，似乎也与创造现象相连。刻板现象，以前很常见，在过去的30年里，由于新的治疗模式和住院条件的改善，这些现象几乎从西方国家消失了。事实上，刻板症作为一种被忽视的慢性长期症状，过去主要用来诊断"精神病院"或"心理治疗机构"里的病人，而今天我们则能在大多数自闭症患者，以及某些精神分裂症患者身上观察到这种刻板症的现象，并且这些现象与一些不属于真正刻板症范畴的精神错乱关联在一起。做出这种保留意见之后，就会发现这一现象完全属于精神病性质的心理结构。

在精神病临床研究中，对刻板症的症状进行研究占据了重要地位，它与大量认识论的问题密切相关。这就是为什么我们询问刻板症概念出现的意义，以及来自精神病院的病理学的某些临床研究的重要性。它在1850年开始被当作症状被辨识并描述出来。19世纪末和20世纪初的一些研究让我们可以把某些更像是运动系统的简单紊乱的表现排除在精神分裂症领域之外，来看看哪些表现才反过来反映了精神状态。布洛伊勒同样断言到，在患舞蹈病患者的动作中，从未观察到过一丝属于精神分裂症的迹象。

在神经抑制剂出现的时代之前，刻板症尤其被布洛伊勒当作其精神分裂症理论的基础概念[1]，这一理论在引起极大的兴趣

---

[1] 尤金·布洛伊勒，《早发性痴呆或精神分裂群组》，1993，巴黎，EPEL/GREC出版社，第564页。

之后，几乎完全被放弃了。然而精神病学家和精神分析家对它的兴趣并没有消失，继续产生了各式各样的探究，但他们对此则同样感到困难，就像鱼儿面对苹果不知如何下口一样。在20世纪初，这一问题的演变才凸显出某些人，比如卡恩的工作的创新性。从1901年起，他给予刻板症一种结构上的概念功能，并且在这个时代的器质学说之间建立了一种衔接。而里博的前置结构的观点则基于属于"器官记忆"的"动力学联想"的概念，另外，与拉康的概念相比较而言，则涉及在基础现象中妄想的辨认。

这一曾经贯穿在整个疾病分类系统中的刻板症症状，此后在新的疾病分类（CIM 10）与精神障碍诊断与统计（DSM-IV）中被缩减为一个适当的部分。

刻板症将一种行为隔离并识别为症状性行为，新的国际分类（CIM 10）和美国的疾病分类（DSM-IV）提到它时，将其描述为儿童与青少年的行为"障碍"。然而，在我们看来，回顾这一知识、问题及其演变的历史是有益的，因为刻板症确实与行为、语言和身体联系在一起。

从让·艾蒂安·多米尼克·艾斯桂浩尔①（Jean-Étienne. Dominique Esquirol.）到克雷佩林，我们可以描述出一条刻板症

---

① 让·艾蒂安·多米尼克·艾斯桂浩尔（Jean-Étienne.Dominique Esquirol.，1772—1840），法国精神病学家，在1838年首次描述了一种随着年龄增长而不断恶化的"老年痴呆"，并最早使用"dementia"这一名词。以后由艾米·克雷佩林将此类疾病命名为阿尔茨海默症。——译者注

的概念化演变过程。首先确定了抽搐与痴呆症相关的固着观念的关系，然后研究了谵妄观念与刻板症的关系，最后形成了刻板妄想的概念。因此，我们能看到一系列与早发性痴呆相关的刻板症和紧张症概念（参见如下作者的理论：玛丽、达戈内特、格里辛格、卡尔鲍姆、克雷佩林）。

从1838年起，艾斯桂浩尔[①]观察并描述痴呆者身上某些他称之为的抽搐或躁狂："几乎所有患有痴呆症的人都有抽搐或躁狂：有些人不停地走，好像他们在寻找一些再也无法找到的东西……；有些人整日地、整月地、整年地坐在同一个地方，蹲在床上或躺在地上；有人连续不断地写，但他所写的既不连贯，也没有下文；有时我们会发现他们写的一个词，一个句子是无条理的，当偏执超过痴呆症时，他们重复讲的一件事，及一个固定想法的记忆就构成了他们妄想的特征……一个病人让人无法忍受地大声絮絮叨叨，重复着相同的东西；另一个病人处于一种持续的过度兴奋中，非常低声说出一些发音非常不清楚的话语，一些有头无尾的句子；这一位一言不发；那一位整日整夜地拍着手，他旁边的病人则用一种连观察者都觉得非常累人的单调运动，朝同一方向摇晃自己的身体。"[②]

---

① 艾斯桂浩尔，《精神疾病》，卷一，巴黎，卡利卡出版社，1838。
② 阿贝利，《刻板症》，摘自《图卢兹医学论文》，图卢兹，1916，第16—17页。

在19世纪中叶，古斯兰[①]，塔迪约[②]，然后是莫雷尔[③]观察并试图解释这些动作及重复的姿态。莫雷尔在对这些"呻吟者们"的研究中告诉我们，这些患者是其理论的根源，按照他的理论，刻板症源于一个原始的谵妄观念。他对早发性痴呆作了全面的描述，并枚举了一些关于态度、手势和语言的刻板症。比如，他描述一位病人："……他通常坐着，左手拧着衣襟。右臂不断地晃动着，对应着他的右脚触地的节奏。双眼痉挛性地闭着。他一言不发却发出长长的呻吟。当我们向他询问原因时，他说：'这是为了保持我的风度。'他认为不这样做，他的敌人们就有权力杀了他。"[④]

稍后不久，法尔雷特[⑤]在写下以下一段话时，意识到问题会变得更加尖锐："总之，一个妄想完全是刻板的……病人们，远远不是每天依据一些新的证据，给那个占优势地位的观念做出一些补充［……］而是满足于向任何来看他的人，以完全相同的形式与相同的表达方式重复（这一占优势地位的观念）[⑥]……"，

---

① 古斯兰，《关于颅相病的口语教学》，海尔贝林克，根特出版社，1852，第254页。

② 塔迪约，《法医学研究》。

③ 阿贝利，摘自《图卢兹医学论文》，图卢兹，1916，第18页。

④ 阿贝利，摘自《图卢兹医学论文》，图卢兹，1916，第18页。

⑤ 法尔雷特（Falret，1794—1870），法国精神科医生、精神病学家，他在19世纪中叶观察到躁狂状态和抑郁状态可在同一病人身上反复交替出现，从而提出循环性精神病，在其精神病学著作中，强调了他对精神错乱（异化精神）和精神疾病（复数）的统一所起的作用。——译者注

⑥ 法尔雷特，《精神疾病》，巴黎，1864，第193页。（再版为《精神疾病与精神病院》，马萨林，环境科学出版社，1994。）

在谈到妄想这一术语时，他第一次使用了这个从印刷词汇中借用来的术语，这是源于"摄影底片的概念［……］一张一张冲印出来，这些行为也同样类似于同一张底片洗印出一系列的照片"[1]。

玛丽博士[2]，依据塞格拉斯先前观察过的案例，致力于系统化妄想的研究。我们还可以引证对这个问题也很感兴趣的人，比如达戈内[3]、科塔尔[4]以及德国的精神病专家们，如格里辛格[5]，还有卡尔鲍姆[6]，他在克雷佩林之后，于1874年，在其关于紧张症的作品中使用了刻板症这个术语。他将刻板症与所有紧张症现象进行了比较，认为它们与所有那些抽搐或痉挛性的现象类似。

克雷佩林（Kraepelin）[7]阐述了他的新疾病分类的概念：早发性痴呆，这包含了卡尔鲍姆的紧张症。刻板症构成此"新精神病"的主要症状之一，但这依然与卡尔鲍姆曾经看作类似的所有那些抽搐或痉挛现象混淆在一起。

---

① 阿贝利，《刻板症》，摘自《图卢兹医学论文》，图卢兹，1916，第9页。

② 玛丽，《系统性谵妄的若干症状及其价值的研究》，巴黎，欧杜安出版社，1892。

③ 达戈内，《精神疾病的治疗》，巴黎，1864。

④ 科塔尔，《疯癫》，摘自《德尚布尔医学百科全书词典》，1889。

⑤ 格里辛格，《精神疾病》，第285页。

⑥ 卡尔鲍姆，《紧张症》。参见塞格拉斯与查斯林，《神经学的反射——普遍性评论》，1888，第44、45期。1874年，卡尔鲍姆在描述紧张症时使用了"刻板症"一词，主要用于运动性的表现。参见阿贝利，《刻板症》，摘自《图卢兹医学论文》，图卢兹，1916，第18页。

⑦ 艾米·克雷佩林，《精神病学》，卷二，第6版，柏斯（J. A. Bath）莱比锡，1899，卷一，第215页，以及卷二，第159页。（他在《精神病学》的总论中谈到此话题，最后回到紧张症的主题。）

在20世纪上半叶，还有其他的研究者，比如卡恩（1901）、德沃玛[1]（Dromard，1905）、泽维尔·阿贝利[2]（Xavier Abély，1916）或吉罗（1936）都强调了刻板症的重要性，因此我们发现，尽管有着理论上的差异，此症状几乎贯穿并统一了整个征候学领域。

刻板症的理论家们

塞格拉斯的一位学生卡恩在1901年[3]指出，如果说精神错乱者的运动（机能）障碍曾经被深入研究，但某些运动种类，刻板症，尤其在法国人的著作中，仍然始终是被忽视的。他强调刻板症通常与抽搐、痉挛、舞蹈样运动，或其他冲动行为相混淆，值得构成一个单独的群组。这并不是因为它们很罕见，而是因为它们在精神层面上的重要性。虽然在相当多的临床文献中提到了这一现象，但作者们对其定义却没有达成一致，甚至没有给出任何定义。诚然，比如里奇、布鲁吉亚以及马佐奇，都在讲"系统化的运动"，但这只是一些例外。对于那些将重复与妄想连在一起的医生们而言，其中（自主的）意识行为与没有意识的行为之间的比例确实很难确定。由于找不到一个明确

---

① 德沃玛（Dromard，1903—1985），法国精神病学家。——译者注
② 泽维尔·阿贝利（Xavier Abély，1890—1965），法国医学博士，巴黎圣安娜精神病院的主治医师。——译者注
③ 卡恩，《对刻板症研究的贡献》，摘自《神经学》，12期，系列2，1901，第476页。

的边界，他们很难建构整个理论。对于他们而言，那些不是意识中的东西，只能属于（身体）反射的领域。

卡恩提出了一个定义，按照这个定义，"刻板症是一些态度、一些运动、一些关系层面上或植物神经层面上的动作，它们是协调的，没有任何抽搐。和表面上看上去的有意图的动作或职业性的动作相反，它们长时间地频繁重复着，总是以同样的方式，最开始是一些有意识的，自主的动作，之后则因为长时间的重复变成一些自动的且下意识的动作"。因此，刻板症与正常的习惯现象串联起来①。然而，此分类仅仅是从现象学的观察出发，从根本上而言，就导致了一个静态和动态、从动作到表情的分割，以便于，按照卡恩的说法，到达一个复杂的象征性活动。卡恩把无—运动纳入自己的分类中是非常正确的，正因如此，他提出了平卧姿势刻板症，这是关于一位总是保持平躺姿势的病人的，不管我们怎么做，她都不想动，因为她认为自己肚子里有一台可怕的机器②。疑病症的妄想观念因此是刻板症产生的根源。

卡恩认为刻板症是动作的结果，当"动机消失"及"动作变成一种自动的习惯状态"时，动机最终不能被病人意识到了。他认为所有的妄想观念都可以成为刻板症的根源，比如一些新造词以一种精确的方式表达了受迫害的错误信念，正如这位女

---

① 卡恩，《对刻板症研究的贡献》，摘自《神经学》，12期，系列2，1901，第478—479页。
② 卡恩，《对刻板症研究的贡献》，摘自《神经学》，12期，系列2，1901，第481页。

病人抱怨我们斜着眼看她，觉得自己成了这些Reluquets[①]跟踪的目标。这个新造词凝缩了这句话："他色眯眯地看着（reluque）我，这个轻浮的年轻人！"又如塞格拉斯的另外一位病人，他患有一般性感觉障碍，抱怨脊椎骨很疼，并将这种疼痛归咎于一个淘金者对他的犯罪行为[②]。在联系着最初观念和新造词之间的联系消失后，最初的意义也消失了，病人因此发现无法给自己的话语赋予一个意义。

弗洛伊德有可能熟悉卡恩的著作，因为在提到他称之为的"疑病症的语言或器官的语言"时，他的依据就来源于布洛伊勒关于早发性痴呆或精神分裂症组群的专著中的案例，布洛伊勒在案例中就已经提到了卡恩以及德沃玛关于刻板症的著作了。弗洛伊德在他的《元心理学》（1915）中，非常清楚地分析了新造词的形成机制，并且探讨了精神分裂症中新造词的功能："在精神分裂症中，词都服从于同一过程，从梦的潜在思想开始，产生了梦的图像，我们把这称之为原发性心理过程。这些词被凝缩并通过移置来转移，没有剩余，相互投注；这个过程可以走得很远，以至于仅仅一个词，由于其（与其他词的）多重关系，适合做这些（凝缩移置），就可以承担整个思想链的功能。"[③]就像卡恩那样，弗洛伊德因此已经指出这种可能存在于

---

① Reluquets，这位女病人新发明的词来自reluque（色眯眯地看）+freluquet（轻浮的年轻人）两个法语词的缩写。——译者注

② 卡恩，《对刻板症研究的贡献》，摘自《神经学》，12期，系列2，1901，第484页。

③ 弗洛伊德，《无意识》，摘自《元心理学》，巴黎，伽里玛出版社，1968，第114—115页。

新造词与刻板症之间的非常紧密的关系。

在卡恩的理论中，最典型的刻板症源于系统性的妄想，并如同一种对抗迫害者们的防御方式而被使用。病人会蜷缩起来，"一直不停地扭曲着，因为别人在电击他"。卡恩同样认为疑病症的观念也可以引发一些刻板症行为，比如在那些一动不动的个体身上，因为他们认为自己是一个杯子①。当时，关于刻板症作为对抗幻觉的主动防御方式的这一假设显得新颖且非常别出心裁，并超越了其他医生提出的解释，因为这些医生们认为刻板症只是一种习惯与动机的妥协结果。这一主动防御假设在1910年被曾经治疗过史瑞伯的一个医生证实了。史瑞伯有严重的疑病症、妄想及幻觉，他的医生在其病历本上写到，"史瑞伯通过刻板的音节重复方式来摆脱幻觉"②。

卡恩因此开始探讨刻板症的演变问题，这在开始时完全是有意识的，就像运动或动作一样，他注意到它们与妄想同时演变，他根据法尔雷特的研究工作来解释它们的演变。法尔雷特注意到，在一段潜伏期之后，妄想变得明确，病人"在很多方面变得容易谵妄起来，但其占主导地位的谵妄观念是汇合了病人大多数的思想与反思那个中心点［……］渐渐地，病人完成了一种妄想的真正的系统化［……］病人满足于用完全相同的

---

① 卡恩，《对刻板症研究的贡献》，摘自《神经学》，12期，系列2，1901，第487页。
② 鲍迈尔，《史瑞伯案例（1956）》，摘自《史瑞伯案例——英语精神分析的贡献》，巴黎，PUF出版社，1979，第184页。

形式和表达方式来重复这个占主导地位的观念"①。就像这样，系统化的妄想阶段接替了刻板症的妄想阶段，形式上的重复被用来节约不断重复表达意义的那个意图所消耗的心理能量。

卡恩同样也参考了雅内提出的无意识理论，以便指出"最初将行动与决定这一行动固定下来的观念连接起来的自愿与有意识的精神综合体，让位于一种简单的自动的联系。妄想观念消失、减弱；然而它接下来并不会完全消失：它停留在前意识中。相反地，行动，或更确切地说，其登录在有机体记忆中的表象，则持久着并固化下来。正因如此，动作将在接下来继续重复着"②并变成真正的自动（动作）。

卡恩同样也依靠里博的心理学并参考了失语症的理论。刻板动作的固着与重复诞生于生理的运动意象的持续性；观念系统化，重复就成了一种退行，形式最终比观念更占据优势地位，如同磁带上不断重复的录音一样。然而，他在那些无法修正的真正刻板症与相关现象之间建立了一个鉴别诊断。关于他的一些看法，尤其引起我们注意的是"在所有那些妄想观念中，最常引起刻板症的观念无疑是防御的观念"③。

德沃玛就刻板症的综合概念做了一个重要的工作：他再次采用和简化了卡恩的分类，同时建立了自己的理论。通过关注

---

① 法尔雷特，《精神医学临应床课程》，第一部分，巴黎，贝莱尔出版社，1854，第93页。
② 卡恩，《对刻板症研究的贡献》，摘自《神经学》，12期，系列2，1901，第491页。
③ 卡恩，《对刻板症研究的贡献》，摘自《神经学》，12期，系列2，1901，第491页。

早发性痴呆的刻板行为，德沃玛一上来就建立了一种区分，即在"运动装置自身的紊乱"，例如癫痫状的发作，与那些对他的理论而言更加有意思的表现之间建立了区分，后面这些表现"不应该被视作一些肌肉现象：它们的全部价值在于它们反映了一种精神状态。其中机制［……］更是心理上的［……］而非生理上的［……］"①。

德沃玛倾向于从刻板症的类目中清除"所有那些对于情感—观念内容作出反应的运动表现，不管其固着程度如何。这些东西不过是一些假—刻板症②"，但却承认某些"最初有意识与自愿"的，接下来是"次级的前意识及非自愿"的重复行为，会变成真正的刻板症［……］。他的思考是基于当时的组织学与克里贝尔③在神经生理学方面的研究，这为他的原初刻板症与次级刻板症理论以及卡恩分类中的真或假刻板症提供了一个材料上的证明。德沃玛勾勒了一个刻板症的生理病理学理论，把之看作一些痴呆症状，并在心理学与生理学之间建立了一种连接。他重述了克里贝尔对某些病变的描述，并推断"精神上的逐渐衰弱对应于中间神经元关系上的减弱"。他的早发性痴呆理论在当时是很流行的，并假设在或长或短的病态活动阶段之后，主体仍然保有残余结构，最终逐渐陷入一种智力衰退的静止状态

---

① 德沃玛，《早发性痴呆的刻板症研究》，发表于《神经病学档案》，1905，第1页。
② 德沃玛，由阿贝利引用，《早发性痴呆的刻板症研究》，发表于《神经病学档案》，1905，第23页。
③ 克里贝尔，《精神病期刊》，1904年2月，第2期。

中。后来，吉罗责备德沃玛没有对那些没有呈现出这一特定特征的普通器质性痴呆症与精神分裂症进行区分①。

阿贝利，把更多的注意力放在观察刻板症背景中的新造词，把紧张症的态度从他称之为的刻板症中分离出来。对于他而言，刻板症是唯一真实的病理学现象，在生理学上被解释为运动图像的持久存在。

吉罗再次抓住刻板症根源的问题。他强调一种概念性的装置，此装置建立在不变的固着之间的对立，在其中，我们可以发现艾斯桂浩尔的固着观念的记忆，以及无意识的重复。这使他证实了刻板症与痴呆的重复性现象之间的区别。在卡恩之后，他描述了此疾病的发展，但却与语言现象更紧密。在他漫长而摇摆的关于器质性倾向的研究中，吉罗重新确定了整个问题的框架，并且强调了精确的必要性，因为刻板症这一术语包含了一些在征候学（séméiologique）或病理学（pathologique）上有着不同价值的症状。

刻板症无疑是某些活动和态度的重复，其特点为有持久性，依据吉罗的说法，这种活动的重复可细分为两种主要模式，即不变的固定和无意识的迭代，它们可以相互关联（无意识的迭代指涉及身体各个部分的各种形式的运动活动）。

胡言乱语症作为一种无变化的固着模式，是精神错乱中一

---

① 吉罗，《刻板症状分析》，发表于《脑疾患教科书》，卷二，1936，第241页。

种非常普遍的重复现象。胡言乱语症还不具有早发性痴呆症特有的固着不变的特性，但在法雷特看来，早发性痴呆症中的谵妄已经具有了刻板的特征，并且此类型的患者在言语上的混乱非常严重。这种固着不变的特性被转化为一种简单的表达公式："在谵妄的表达过程中，也会引发重新组合词语的现象。这些词语组合构成了一个复杂的整体，此整体具有强迫性离题、重复、拐弯抹角式表达的特征，表示混乱，但作为谵妄观念的情感性来源却持续存在着。"①胡言乱语症也可以转化为一种简单的新造词，比如，"我是国家财产的主人"变成"我是财国主②③"。吉罗非常重视谵妄的语言结构，并强调他自己与布洛伊勒的不同在于：他认为通常使用的术语"精神分裂"与"解离"不足以描述以上这种固着不变的智力退化的状态。相反，这种状态是一种"不可战胜的观念和词语的黏合"。口头上的类比在黏合中起到了一个无比重要的作用，吉罗在之前的一个研究中已经巧妙地找到了这些机制④。因此，当他们一再重复相同的妄想观念，把所有一切都拉回到那些凝结了他们谵妄的一些固着的主题上时，语言的使用与病人们在幻觉中使用的语言便非常相似

---

① 吉罗，《刻板症状分析》，发表于《脑疾患教科书》，卷二，1936，第241页。

② 吉罗，《刻板症状分析》，发表于《脑疾患教科书》，卷二，1936，第241页。

③ 原句为"je suis Maître des Biens Nationaux"，简句原文为"je suis le Maîtracinau"，正如我们观察到的新造词"Maîtracinau"为原句中"Maître des Biens Nationaux"的组合缩写。——译者注

④ 吉罗，《妄想解释的口头表达形式》，发表于《心理医学年鉴》，1921，半年刊，第395—412页。

了[1]。在对精神分裂的临床观察中，他再次强调了这种不变的固着现象的理论的重要性，对布洛伊勒的观念的联想障碍的重要性提出了质疑，因为布洛伊勒把此障碍视为一种基础性症状。但对吉罗而言，观念联想的崩溃"在妄想中发挥了微不足道的作用，在青春期痴呆中是无关紧要的，甚至在某些言语不连贯的形式中也是继发性的［……］。在精神分裂症患者身上那些我们常常称之为不连贯的现象并不是一组随机的、随时变化的单词。相同的惯用语总是会出现，通常的语法错误是由于某种形式的句法元素的省略而产生的，通过不变的固着导致了思维观念碎片的联系不再需要语法上的黏合了"[2]。

刻板症、防御或基础现象？

刻板症的症状被列入一系列的基础现象中[3]，与幻觉、妄想、新造词与自动症一样，但此后对它的研究在整个精神病学临床研究中几乎都是空白的，包括那些涉及自闭症的现象。刻板症这个术语只出现在一些关于与抗精神病药的副作用相关的迟发性运动障碍的研究中。

刻板症这个词看上去没有意义并且相当神秘，它首先提出

---

① 吉罗，《妄想解释的口头表达形式》，发表于《心理医学年鉴》，1921，半年刊，第248页。
② 吉罗，《妄想解释的口头表达形式》，发表于《心理医学年鉴》，1921，半年刊，第248页。
③ 在此基础现象的术语下，我们在经典精神病学中发现拉康形成了一种独创的理论化。

的是行为问题。此关于行为的问题已经从根源上包含了主体的问题，主体与行为的这一关系让那些已经开始着手研究的器质性精神病学家们很难对精神病进行研究。

然而，如果刻板症引起了精神病医生，然后是精神病学家们的关注，那是因为它作为理论的标杆，是为了建立一种精神疾病的模型。以安托万·洛朗·杰西·贝勒①（Antoine Laurent Jessé Bayle）在1822年提出的全身瘫痪②的概念为模型，全身瘫痪的概念充当了精神疾病临床中的范式。在其中，精神病学的症候学消失了，让位于神经病学的症候学。卡尔鲍姆在1870年到1874年提出了紧张症的概念，它既是一种精神综合症，也是一种躯体综合症。贝勒的目的是将临床方法应用于精神病学，强调器质上的体征可能是疾病的核心，而不是继发性并发症的表现。

其他的精神病学家，比如德沃玛或博斯特罗姆，关于他们自动化运动的理论，首先把刻板症的症状解释为一种反射行为的结果，行为变成自主，并且没有目的性；至于吉罗，他参照巴甫洛夫和其学派关于发射的异常持续的研究，认为病理上的惰性就是刻板症、无意识重复、言语重复症，甚至强迫性神经

---

① 安托万·洛朗·杰西·贝勒（Antoine Laurent Jessé Bayle），法国医生，以首次描述麻痹性痴呆而闻名。——译者注
② 参见伯克利亚，《精神病知识的结构与历史——临床基础》，巴黎，门槛出版社，1980，第106—112页，以及兰特里·劳拉·格洛斯，《论当代精神病学中的不谐调》，巴黎，EPEL出版社，1992，第48—56页。

症及偏执狂等症状的基础。当然，他并没有完全接受这一理论，当这涉及诸如一个很长的谵妄性表达或者一系列漫长的运动这样一些复杂的整体时，他会强调将生理学材料转化到组织学水平上的困难。

这些在我们看来非常荒诞的（大脑神经）定位主义者的理论，却确实有助于建立一些神经上的模型，例如那个利用神经元连接的断裂来解释精神分裂症中观念联想障碍的模型（德沃玛）。

这种因果关系的研究使得有必要对于某些现象，也就因此对刻板现象提出了质疑。现在的情况似乎不同了，因为主流的医学论调都只谈"靶子"，只关注药物疗效和症状的消除。经典的临床研究的优点在于至少提出了现在完全回避的问题，为了看到这一点，只要再去参考下新的疾病分类手册（CIM 10）或精神障碍诊断与统计手册（DSM-IV）就可以了，其假定的"无理论化"让我们不再能理解疾病分类上的一致性的原动力。

我们可能会感到惊讶的是，本质上是神经精神病学家与机械论者的吉罗的思想，却曾经同样有助于建立那些在精神病主体的行为和辞说中的作为"纽结"的东西。吉罗的理论，我们现在知道是错误的，但这些理论还是让他通过尽可能仔细地分析基本现象，特别是能指链的语言表现，以一种准解剖学①的方式观察到这些基本现象的结构。这就是为什么拉康会站在他与

---

① 雅克·拉康，《书写》，巴黎，门槛出版社，2001，第168页。

克莱兰堡这一边，强调他们对精神分析的贡献比许多精神遗传学家们更大，吉罗与克莱兰堡对因果论的强调，使他们能够支持一种关于主体的理论，但这种理论最初并不是他们的目标。在他们的理论中，并没有假设妄想是可以被理解的，妄想仍然是任何观念上的推断都无法克服的。基础现象是妄想的"核心"，在其发展的每一个水平上重复出现；拉康告诉我们，这些基础现象并不比整个妄想建构背后的那些东西更基础。"［……］换种说法，这总是相同的构造性力量，如果我们可以这样说的话，无论我们将其视作整体还是某个部分，这一力量都在谵妄中起作用［……］。妄想并不是一种演绎，它复制了相同的构造性力量，它也是一个基础现象。也就是说，基础的概念在此只能理解为结构，分化的不能被缩减为其他事物的结构自身。"①

对于精神分裂患者而言，妄想因此很难构建，因为它又回到了身体上，并始终处在刻板症的水平上。精神病学家们称之为的"痴呆"或"疯癫症"恰恰对应于所谓的精神病的末期，对应于这一制作妄想的意图的流产。当一位精神分裂症患者最终凝固于某些身体姿势中时，则会变得完全沉默，或完全相反，表现为连续的言语重复，具有新适词、刻板症、言语模仿症的特点。行为或行为的准备阶段被妄想的显露激发了，重新恢复

---

① 雅克·拉康，《讨论班，第三本，精神病》，巴黎，门槛出版社，1981，第28页。

成言语断续症。

在另一种情况下，主体在失去其统一性的那一时刻，为了重新找到统一性，试图实现合一这一主体性的立场，他可以变成一个静止不动的人[1]，相信自己是一个玻璃杯。另外，我们可以在紧张综合征与科塔尔综合征中抑郁的妄想形式中找到其一致性。

在精神分裂症中，主体把其所有的想象都局限在身体上，而拉康称之为的谵妄性的隐喻仍然保持在最小的状态中。文字可以在想象的方面与身体连接起来，如同在神经症的某些情况中，或者在实在的方面与身体相连，如同在器官的语言或某些所谓的"心身疾病"的情况中。

因此，正如卡恩以一种非常创新的方式主张的那样，刻板症，要么可以被当作一种对抗幻觉的防御，因为它有行动的价值，要么相反，可作为一种基础现象的延伸，因此等同于这一潜藏在妄想性的建构背后的不断地重复。这正是一种文字登录的重复。这种行为的重复是无限的，但这里涉及的并不是一个能指为了另一个能指而被代表。身体姿态具有了行动的价值，但行动却没有任何相互的连贯性。吉罗把刻板症与大量其他的现象，比如运动性重复等放入一个系列中。拉康派的观点认为文字的重复等同于一种"享乐的冷凝器（condensateur de jouis-

---

[1]　卡恩，《对刻板症研究的贡献》，摘自《神经学》，12期，系列2，1901，第481页。

sance）"。在刻板症中，只要进入（象征性）登录的范围内，就存在妄想型文字（littérante）的功能。

精神病中的文学功能

在这里，我们将不再重述涉及本章问题的整个精神病史了，精神病中有许多语言障碍，在其中，新造词的概念占据了一个重要地位。然而，重新去看看标定所谓的语义学障碍过程中的一些大的节点似乎是有用的，也就是说语言在其意义功能上的障碍，就我们的定义而言，如同需要排除痴呆和失语症一样，也需要排除语言发展障碍。

大约在一个世纪以前，精神病学的文献开始考虑语言障碍。从语义学的角度来说，新造词似乎是最精彩和最容易辨认的形式。最早的描述来自斯涅尔（L. Snell）[1]在1852年的描述。1890年，潭纳（E. Tanzi）[2]发表了一篇关于新造词研究的文章，并建立了一种分类标准。而塞格拉斯[3]在1892年才对语言障碍进行了第一次全面的研究，并确立了构音障碍（dyslalie）[4]、言语

---

[1] 斯涅尔，《妄想中新造词的表达形式与扭曲的讲话方式》，泽奇（德），摘自《精神病》，1852，法语翻译为：《妄想中新词的表达形式与讲话方式的扭曲》，摘自《精神病学的发展》，1980年4—5月，第365—374页。

[2] 潭纳，《精神错乱者的新造词与慢性妄想的关系》，修订版15，1889，第352—393页，以及修订版16，1890，第1—35页，菲尼亚特出版社。

[3] 塞格拉斯，《精神错乱者们的语言障碍》，巴黎，吕夫出版社，1892。

[4] 意指由于话语的外部机制病变而造成的发音困难。

表达及理解障碍（dysphasie）[1]和精神性难语症（dyslogie）[2]之间的经典区分。

一种更全面的症状，新语症（Glossolalie）在20世纪初就被发现了。从前仅仅发生在宗教领域中的新造语言进入了精神病学领域，这首先是通过癔症的途径（参见弗卢努瓦的研究成果，《从印度到火星》[3]），稍后是在偏执妄想领域中，通过新语症与口语狂的区别，（塞纳克[4]，1925年）新语症成了精神病学的一个实体概念（特列[5]，1927年）；然而，正如拉卡米尔[6]提醒的那样，紧张症、早发性痴呆以及精神分裂这些精神病实体概念被单独孤立出来，这使卡尔鲍姆（1874年）、库司蒙[7]（1884年）、克雷佩林[8]（1910年）、布洛伊勒（1911年），以及稍后，法国的普费斯多夫[9]（1927年至1944年）、波蒂埃[10]（1930年）和德尔

---

① 意指由于脑中枢的病变引发的语言功能困难。

② 意指由于智力缺陷造成的语言障碍。

③ 弗卢努瓦，《从印度到火星——梦游与新语症的研究》，巴黎—日内瓦，1900，再版巴黎，门槛出版社，1983。

④ 塞纳克，《新语症》，论文，巴黎，儒弗出版社，1925。

⑤ 特列，《心理医学妄想观念与新造词语的关系》，论文，巴黎，庇卡底出版社，1927。《精神分裂》，收录于《医学心理学》，第1期，1931，第113—123页，以及第225—233页。《新语症的形式》，收录于《医学心理学》，1938，第2期，第31—52页。

⑥ 拉卡米尔，《语义障碍（语言的异化）》，摘自《医学外科百科全书——精神病临床与治疗》，巴黎，技术出版社，1955。

⑦ 库司蒙，《话语的障碍》，巴黎，拜列尔出版社，由鲁夫（A. Rueff）翻译成法语，1884。

⑧ 克雷佩林，《梦中的语言障碍》，心理树出版社，1910，5，第1页［参见鲍伯（J. Bobon），《精神病理学中的新语症研究之历史引论》，巴黎，瓦森出版社，1952，第107—133页］。

⑨ 普费斯多夫，《语言类别研究，语文学解释》，斯特拉斯堡医学院精神病诊所临床研究所，1929，第307—357页。

⑩ 波蒂埃，《关于偏执型精神病中语言障碍的反思》，论文，巴黎，PUF出版社，1930。

蒙德①（1935年）能够描述并深入研究这些越来越复杂的（症状的）符号学层面，它们在精神分裂症（克雷佩林）和口语不一致的疯癫（查林）中都是相关的。

拉卡米尔断言，从那时起，语言的异化"不再能够人为地从单纯的异化中分离出来"。他从20世纪初开始研究精神病理学，是与梦的研究走过同样的路径的（弗洛伊德，1904年；克雷佩林，1910年；等等），心理活动整体性的退行是为了重新返回到妄想中。然而，其他作者则徒劳地试图通过将语言异化"机械化"地简化为一些属于话语的神经障碍的孤立机制。另外如果某些作者，一些精神分析家们，努力想要通过他们的阐释来缩减语言的不连贯性，而其他作者则相反，比如布隆代尔（1918年），则一直认为这一不连贯性是无法穿透、不可缩减的②。布隆代尔因此断言"我们注意到，这一病态的语言虽然在我们看来显得非常清楚，但事实上是无法直接理解的，我们更会确信自己的怀疑，相信它们是有道理的③"，认为"妄想的对应物"甚至及其表现都是缺失的，下面的建议就是由此形成的，即"此外，当情感—运动与行为上的反应使我们怀疑他们心理过程的性质时，在对我们病人的话语进行解释时要万分谨慎，即使他们似乎在说着与我们相同的语言，没有呈现出任何妄想

---

① 德尔蒙德，《精神分析评论》，巴黎，弗朗西斯出版社，1935。
② 布隆代尔，《病态意识，普通精神病理学论》，巴黎，阿尔坎出版社，1918。
③ 布隆代尔，《病态意识，普通精神病理学论》，巴黎，阿尔坎出版社，1918，第164页。

的观念"。但还是有一种更加明显的必要性"……如果我们认为病态语言有时让我们完全无法理解，那么在这种情况下，我们不能毫无保留地提出一些我们认为完全可以理解的案例，因为这种完全可以理解仅仅是表面上的，同样，从完全不理解到表面上的完全可以理解，有着妄想性表达的不同程度，这些观察为我们揭示了疾病与疾病之间有一种惊人的连续性"[①]。

拉康对布隆代尔的批评，不是因为他发现了精神病患语言的虚假，而是因为他把语言作为一个建立在与对话者所共享的现实关系上的符号系统。拉康认为主体与真理的关系和现实的关系是有区别的，并认为某些现象被错误地当作是直觉性的，因为"意义的效应参与到其发展当中。就其确实性（次级的：意义的意义）与最初出现在意义本身位置上的神秘的空形成正比的程度而言，这实际上是一种能指的效应"[②]。

精神病学家在对患有语言障碍的精神病患者的研究变缓之后，心理语言学家们继续了对精神病患者，特别是对精神分裂症患者的语言问题的研究。精神分裂症与精神分裂症的语言障碍引发了学者们的研究与争论，特别包括北美心理语言学家查

---

① 布隆代尔，《病态意识——普通精神病理学论》，巴黎，阿尔坎出版社，1918，第162页。
② 雅克·拉康，《关于所有精神病可行性治疗的初步问题》，摘自《书写》，巴黎，门槛出版社，2001，第538页。

卡①、弗罗姆金②和罗克·莱老尔③。沃尔特评估了关于精神分裂症中语言障碍的情况，认为在目前的认知主义观点中，人们普遍认为，精神分裂症的语言障碍属于语境化障碍，或者更确切地说属于信息的去语境化。然而，一些作者提出一个精神分裂症中语言障碍的认知观点之外的看法，根据鲁特④（1985年），精神病患者们的交谈或自言自语并不和认知能力，而是和社交能力相关，精神分裂症患者很难考虑到别人。

即使语用的语言学以及认知的精神病理学的最新研究，走出了对表面陈述内容的描述性僵局，试图根据精神病理学的假设来分析精神分裂症患者的语言障碍（语境化的障碍和信息处理障碍），也"没有考虑到主体在其语言创造中的参与，也就是说，这种创造对无意识主体的功能。然而这正是弗洛伊德，然后是拉康指明的方向，后者在其教学的初期，试图对一些有限的过程进行多样的描述（与词的关系优先于与物的关系，能指与字母占首位），旨在透过精神病患者的语言障碍来理解其主体功能的本质"⑤。

———————————

① 查卡，《语言学研究之"精神分裂症语言"》，发表于《大脑与语言》，1975，第257—276页。
② 弗罗姆金，《从语言学角度看"精神分裂症语言"》，发表于《大脑与语言》，1976，第498—503页。
③ 罗克·莱老尔、瓦涅尔·克莱蒙，《查卡对于"精神分裂症语言"的比较描述和评论》，发表于《大脑与语言》1976，第516—565页。
④ 鲁特，《精神分裂症患者的语言：独白与对话的结构》，发表于《英国精神病学杂志》，1995，第339—404页。
⑤ 沃尔特，《精神分裂症的语言障碍：临床与致病假说的现状》，摘自《精神病语言，早期语言学术讨论会》，2000，总编索瓦尼亚特，雷恩（法），PUR出版社。

　　沃尔特在其结论中承认，必须确切地"从语言中出来，才能研究语言障碍。语言学，在一种积极的方法中，是无法理解精神分裂症中语言障碍的特殊性的，因为这需要接近主体，特别是无意识的主体，才能看到这种特殊性。在此意义上，发言动作与语用学迈出了第一步，但仍然过于客观化。只有从主观的角度，也就是说，通过探寻主体立场与其口头产物的关系，才能让我们确定这一特殊性"。对此，在其关于《父姓的丧失》一书中，让－克劳德·马勒瓦尔①（Jean-Claude Maleval）对我们说"无论新造词是丰富或隐秘的，都不是精神病结构的迹象，作为迹象的是它们对主体起的功能。通过幻想产生的无意识创造不能与从表象上切割下来的字母的显露混淆在一起"②。

　　我们目前在一种更加广泛，甚至是结构性的词义上使用新造词这一术语。拉康在其工作的过程中，最终将这一新词现象的特征放在第二位，以便强调对于某些相对于主体而言的，有着非常特别意义的能指的特殊性，并始终一再强调说"不是形式，而是它们不再从一种辩证的循环中汲取营养这一事实。它们退化为字母，就像在六十年代整句的概念中看到的那样"。这一现象并不是仅仅通过形式分析，而是在和主体的情感的相遇中是有迹可循的③。

---

①　让－克劳德·马勒瓦尔（Jean-Claude Maleval，1946— ），法国拉康派精神分析家，弗洛伊德事业学校成员。——译者注
②　马勒瓦尔，《父姓的丧失》，巴黎，门槛出版社，2000，第194页。
③　马勒瓦尔，《父姓的丧失》，巴黎，门槛出版社，2000，第185页。

我们从中推断出，新造词——编码的信息，信息的编码，以及不连贯的信息……——在某种意义上，新造词与谵妄性的直觉一样，对应于一种比刻板症中出现的防御更加复杂的防御，因为它们开启了妄想，就像重新构造了世界一样。

主体是如何最终能够把这种基础现象的侵入转化为创造性过程的呢？两个著名的案例，史瑞伯与沃夫利，除此之外，还有许多个案能够证明我们的说法。这两个确定的精神病个案每一个都产生了一件作品。在史瑞伯的案例中，史瑞伯对自己的症状表现进行的自我评论，是基于神学论述的背景下完成的，最终产生了一部辩护书。在沃夫利的案例中，沃夫利书写了一篇梦幻般的游记，并配有图画和乐谱。史瑞伯和沃夫利的作品最后只落入了精神科医生的手里。

在精神病结构中的创造，如同我们看到的那样，进入到圣状的波罗米结问题中，（圣状）这第4个环①使实在界、象征界与想象界连接在一起。这一创造常常采用书写的形式，这就是为什么在其他地方基本不曾被用到的按字母对译（translittératoin）概念技术，可以用来表明能指对实在界的特殊入侵，这就是我们曾经试着在一个处在能指链中的主体身上的表现中发现的基础现象。

---

① 参见雅克·拉康，《讨论班，第二十三本，圣状》，巴黎，门槛出版社，2005。

从幻觉到文字

让·阿卢奇[①]（Jean Allouch）在精神分析中强调的这个按字母对译的概念具有一种描述性的价值，似乎有助于我们理解与精神病相关的某些现象。

书写史中的按字母对译，就是"一种文字的字符到另一种文字字符的迁移，没有任何解释"[②]。在按字母对译中起作用的方法是针对各种（音节的或辅音的）书写模式起作用的要迁移的字谜，这是一种以物为名的书写。要迁移的字谜是一种已经被编纂成为一个单词一样的字迹，并用于记录具有不同含义但同音异义的单词。"一种组合的文字引起了对同音异义的关注，因此阅读的正是声音而非意义"[③]，无意识在它的编码功能中，依赖于字母的功能。这种编码的功能是基础性的，编码是符号的特征，也就是说符号按字母对译成为"转移功能"中的能指[④]。

按字母对译这一概念让我们能够鉴别幻觉和妄想性的解释。

因此，按字母对译要利用两种主要方法，同音异义与谐音，主体对它的感知并没有被切割（而是认出来了），并因被写下来而成为可能。

---

① 让·阿卢奇（Jean Allouch，1939— ），法国心理学家、精神分析家。——译者注
② 卡恩，《文字的伟大发明》，巴黎，克林克谢克出版社，1958，第309页。
③ 卡恩，《文字的伟大发明》，巴黎，克林克谢克出版社，1958，第309页。
④ 雅克·拉康，《无意识中文字的机构》，摘自《书写》，巴黎，门槛出版社，1966，第522页。

拉康强调拘泥于字面意义与同音异义的同质，以及后者涉及的是"在无意识中呈现的字母维度，并且根据字母本身的机构，它与词源学（准确的说历时性的）的关系很远，与同音异义（准确的说共时性的）的关系更近"[1]。共时性，在此处即指同时性，让元素之间的对应成为可能。如果我们使一个词与另一个相结合，那么，那些协调的东西成为了按字母对译所必需和充分的集合。

吉罗[2]特别清楚地讲述了一位精神病主体是如何在书写中创立自己的解释的，这位阿尔萨斯病人 M.B. 把这个词"赛璐珞（celluloïd）[3]"按字母对译为"这是璐璐·咯易德"，这一解释将成为其妄想的基础。"有一次，他看到一位戴着赛璐珞衣领的护士，就断定他正在使用的国际跳棋是他老板的女儿露露从德国寄给他的。事实上，他总是带着阿尔萨斯的口音，赛璐珞代表了这是璐璐（咯易德是那个运送包裹的公司的名字）。"妄想性的解释是一种与妄想性直觉一样的文字书写上的事实。

病人的论调建立在某些特殊的点上，拉康用其锚定点的图示对此进行了形式化的理论构建（锚定点是借用的挂毯业的术语……）。锚定点，"正是通过它，能指停止了意义不确定的滑

---

[1] 雅克·拉康，《关于所有精神病可行性治疗的初步问题》，摘自《书写》，巴黎，门槛出版社，1966，第269页。

[2] 吉罗，《妄想解释的口头表达形式》，发表于《心理医学年鉴》，1921，半年刊，巴黎。

[3] 这是1890年到1900年欧洲流行的一种衣领样式，被称为赛璐珞。——译者注

动"①。拉康的假设建立在这件事的基础上，即在精神病人的经验中，"能指和所指可能以一种完全分化的方式呈现出来"，有意义的支撑点支撑着每个人的小宇宙，数量是有限的。对于史瑞伯、沃夫利或病人 M.B.等许多处于精神病溃败期的病人来说，其主体与语言结构空间的某种关系模式开始发挥的作用，也就是被语言学家定义的组合与替代的过程，此过程使能指与能指之间建立连接。

史瑞伯主席的《回忆录》用了一种几乎是和疾病分类一样精确的描述方式，提供了大量幻觉现象的例子。弗洛伊德与拉康从中辩读出一些机制，并给出了各自的解读，但这并不意味着其中的教导已穷尽。

拉康的工作帮助我们辨别出幻觉现象的三种类型，其特点在于它们本质上是口头的。

在"直觉（intuition）"与"新造词（néologisme）"中，一个将要强加给主体的词如同一个实心的词，承载着大量而混沌的意义。主体在此面临的意义是谜一般的，史瑞伯的术语"基础语言（Grundsprache）"就源于此。在"直觉"式的幻觉中，主体面对的只是意义本身，而在"新造词"的幻觉中，声音才会通过词语承载的信息，为主体提供真正能够理解的意义。让

---

① 雅克·拉康，《主体的颠覆与欲望的辩证》，摘自《书写》，巴黎，门槛出版社，1966，第805页。

纳·波本[1]（Jean Bobon）描述的这些幻觉现象属于的类别如同"自动的新造词与谵妄"，拉康把它归入"编码的现象[2]"，即编码的信息。

在"用语"或"套话"中，我们观察到能指有一种空洞的意义，能指被卸去代表意义的作用，变成一种简单的噪声，如同在"奇迹般的小鸟的八音琴[3]"的案例中一样。在史瑞伯的案例中，仍然存在这种空洞的能指，并引发了一种反应。此处，我们仍然处于编码的现象中。

在属于用语的"不连贯的句子"中，能够清楚地感觉到大他者，但却是抛弃了主体的大他者。史瑞伯向我们解释道，因此对于他而言"被强加了一个切断—话语（couper-la parole）系统，它是由印刻在神经上的振动组成的。利用这些振动，以及由振动形成的词语，传达出来的仅仅只是不完整的思想，即思想的碎片。因此从某种程度上来说，这是落到他神经上的任务，即以某种方式获取意义"[4]。因此，这个被搁置起来的意义是神秘的，其中有一个论调上的中断，以及"中心思想"的缺失。这符合拉康发现的信息现象。那些不连贯的句子所搁置的东西

---

[1] 让纳·波本（Jean Bobon，1912—1990），法国医生、精神病学家、人类学家。——译者注

[2] "编码的信息与信息的编码在精神病的主体中以一种纯粹的形式区分，此主体满足于事前的大他者"，摘自雅克·拉康，《主体的颠覆与欲望的辨证》，摘自《书写》，巴黎，门槛出版社，1966，第807页。

[3] 参见史瑞伯主席的《一个神经症患者的回忆录》。——译者注

[4] 史瑞伯，《一个神经症患者的回忆录》，巴黎，门槛出版社，第180页。

应该被看作能指。"一个能指为了另一个能指而代表着主体。"这里，另一个能指是缺失的，把主体留在一个开口中。克莱兰堡认为这对应着一个消极过程，诸如思想的消失、思想的空洞和停滞。那些回避的东西，正是能指，言说的主体是为了它而被代表的。也就是说，相对于锚定点而言，意义的通路无法形成。

在编码的现象中，主体发现自己被告知了一些构成了"基础语言"的话语，即妄想中由其"对话者"使用的语言的编码。在信息的现象中（不连贯的句子），那些将成为被搁置的东西也许如同缺失的能指。

幻觉现象的本质在于是一个能指，而不是一个意义被传递或者"强加"给了主体。幻觉的能指就像一个"停滞的""冻结的"能指（一词表达一整句意义类型的）一样，"一些句子，一些表达方式是不可分解的，与整体中的一个情境相关"[①]。因此能指将不再有差别，这也适用于由两个能指组成的最小的能指链。主体因此不再被其所代表[②]，这一能指会有某些特点，它不再流转，不再有差别，并脱离了能指链。这一被赋予了极端特征的能指将变成"字母"，主体将从想象界出发，将这一字母放到流转中去。

[①] 史蒂文斯，《精神病与心身之间的表句词》，发表于《弗洛伊德的理论领域》，奥尼卡出版社，第42期，1987年8—9月，第45—79页。

[②] 雅克·拉康，《讨论班，第一本，弗洛伊德的技术》，摘自《书写》，巴黎，门槛出版社，1975。

也许是得益于书写，史瑞伯、沃夫利、乔伊斯，以及其他人才得以对抗幻觉，但他们也许并没有使用同样的方式。

拉康对我们说，在乔伊斯那里，"我们很清楚的看到，乔伊斯与话语的关系越来越紧迫，以至于最终导致他打破语言，通过分解语言本身，使语言不存在任何确定的发音"①。乔伊斯与话语的这种独特的关系，我们也能在史瑞伯主席那里看到，他告诉我们："当言语侵入并寄生在他身上时"，天空中的鸟儿们发出的声音变成了没有对象的赞歌，而他则被悬浮在言语中。史瑞伯反驳了鸟儿们，努力想要消除带有主体死亡的迹象与精神病灾难相关的有毒信息，如同许多精神病主体一样，他使用同音异义来做出回应。另外，他明确指出自己对抗鸟儿们（也就是其声音）那些发出的老调重弹的信息的方式："我已经讲过了，同音异义并不需要绝对，因为鸟儿们不理解词的意义，只需要它们看出一种声音中的类似就可以了；不论我们说什么，比如：'圣地亚哥'或'卡尔塔弋''中药材'或'耶稣－基督'……"他质询的鸟儿们因此展示了一种"真实的感觉"，并且用一些诸如"哎呦拉斯卡"或"啊！比如费希特"②的说法来表达它们的快乐。对鸟儿们的再主体化是对于妄想方面的重新建构。

在基础现象中，这并不涉及一种按照通常的能指—所指过

① 雅克·拉康，《讨论班，第二十三本，圣状》，巴黎，门槛出版社，2005，1976年2月17日。
② 引号中的词是谵妄中的说法，读者们不理解是很正常的。——译者注

程带来对话的解读的协调模式。拉康拒绝考虑这种唯一建立在意义上的解读。他给予这些词语一种等同于专有名词的地位。"要寻找的是能指范畴的某个东西，也就是说音位上的协调。"[1]"重要的并不是谐音，而是对于一个像史瑞伯一样通晓多种语言的人来说，是那些区分度非常小的元素在德语体系内部一字一词的对应。"[2]因此，幻觉被按字母对译阻挡了，这种音位上的协调与能指的纯粹，可以看作是等同于拉康发现的文字享乐。

史瑞伯试着在逐个的术语中建立一种对应关系，这被拉康确定为写作元素的对等性。这就是通常在按字母对译中进行的操作。似乎其中有一种能指的客观化，一个能指与意义分离了，如果没有这种分离的话，谵妄就会受到确定性的制约。史瑞伯解释，一些词将会强加给自己，并被感受为谐音或同音异义。史瑞伯的解释建立在那些隐秘的元素上，而这些元素被包含在鸟儿们那些几乎空洞的信息中，因此字母的文字元素被定义为有意义的秘密本身。

在这种情形中，同音异义接近于索绪尔在其对语言的研究中以"假名（anaphonie）"之名（有限的谐音）定义的东西。另外，令人惊讶的是，索绪尔[3]，这位杰出的语言学家，同时在他的《普通语言学教程》中，研究了易位构词游戏（les ana-

---

[1] 雅克·拉康，《讨论班，第二十三本，圣状》，巴黎，门槛出版社，2005，第262页。
[2] 雅克·拉康，《讨论班，第二十三本，圣状》，巴黎，门槛出版社，2005，第262页。
[3] 索绪尔，《普通语言学教程》，巴黎，帕约出版社，1981。

grammes）。他试图在拉丁与农神体诗的诗句中包含的密码中发现所谓的隐藏的专有名词，并找到解码的法则。

索绪尔在他的专门词汇中，选择用"假名"这个词代替"易位构词游戏"，为了指示"那些仅仅用一个给定词的某些音节，而不是完全易位构词游戏"。因此假名对于索绪尔来说，是"一个给定词的简单谐音，或多或少地发展，并或多或少地重复，却并未改变其全部音节的位置来构成的词①"。在拉康对精神病的研究中，他②对史瑞伯与天空的鸟儿们也做了类似的区分。史瑞伯给出的对应物，如同天空中的鸟儿们的用语一样，是建立在谐音上面的。

米尔纳认为，在他的研究中"［……］索绪尔描述说巫师们会在小树枝的帮助下来数音节，因此语言学家也应该这么去做；索绪尔于是恰当地成为他所假设的主观性知识，对于易位构词游戏的研究转变成了要去实现原初场景的徒劳而累人的举动，在原初轨迹的主观化与叙述的连续中，填补了超越语言的间隙。至于提供剩余功能材料的东西，正是同音异义，而非其他，它是符号概念的直接结果。通过后者，语言曾经被认为是可计算的，因为它是有区别的；那么丧失只能以一种打破差异

---

① 让·斯塔罗宾斯基引用的索绪尔，《词语之下的词语——费迪南德·德·索绪尔的按母对译》，巴黎，伽里玛出版社，1971。
② 雅克·拉康，《讨论班，第三本，精神病》，巴黎，门槛出版社，1981，1956年5月9日。

性的形式出现：偶然的回音[1]。

米尔纳认为"根本的"（东西），正是索绪尔"通过可主观化的知识这一术语提出的呀呀语与语言连在一起的那个点"[2]。另外，由于日内瓦禁止出版索绪尔的手稿，并且我们知道他曾经被他的家人禁锢在家中，这表明这位语言学家曾经肯定"和妄想擦肩而过"。

幻觉与创作

在所有言在的人类（être parlant）身上都存在一种分化，或这一切口，精神病患者在语言中特别能体验到，言语活动来自大他者：话语是被"强加的"。

沃夫利，一生的大部分时间都被关在精神病院里[3]，他创作的作品是他希望的全部，这些作品中由图像、音乐和文字混合而成。某些声音在他的绘画中是通过Vögeli象征化地表达出来的，大多数时候，它们都只是用来填满画面。他同样有听觉性

---

[1] 米纳尔，《语言之爱》，巴黎，门槛出版社，1978，第95—96页（参见斯塔罗宾斯基，《词语之下的词语——费迪南德·德·索绪尔的按母对译》，巴黎，伽里玛出版社，1971，第38—40页），以及文章《诗人的理性，对圣状考古学的贡献》，摘自《升华与增补》，主编索瓦尼亚特，博纳瓦尔会议，1988年10月，巴黎，纳瓦汉出版社和门槛出版社。

[2] 米纳尔，《语言之爱》，巴黎，门槛出版社，1978，第95页。

[3] 摩根泰勒，《阿道夫·沃尔夫》（《一位患有精神疾病的艺术家》），伯尔尼，1921，法语版由布什翻译；《一位精神错乱的艺术家》，发表于《原生艺术公司刊物》，巴黎，法斯出版社，1964。

的幻觉（偏执型精神分裂症），我们假设这些鸟儿（Vögeli）完全与音符一样，是和这些幻觉连在一起的，他把它们纳入自己的绘画组合中，在其中，图画、文字与新造词相互渗透。沃夫利用纸喇叭演奏他的音乐作品。他所有的作品都建立在一个工作上，其中整合了幻觉、新造词（如 Voogali、Chöögali，等等）以及书法风格。这些写作本身嵌入到一些"变形的装饰物"中，尤其是鸟儿们。这部作品中所有关于宇宙旅行的幻想传记的构建，所有的虚构，所有大量的字谜都围绕具有很大可塑性的音译工作构建起来，正是凭借这一按字母对译的工作，他才找到了自己的压舱物。

在沃夫利那里有着一个从症状性的按字对译到某些实现了艺术作品的东西的过渡。他是在文化与精神病之间建立了连接的艺术家的最好例证之一[①]。

症状与风格

在最初对疯癫艺术的那些精神病学研究中，尤其在雷亚、莫根塔勒以及普林茨霍恩的现象角度的研究中，我们能在其中找到字母的持续性。因此，我们试图理解这种持续性的原因，

---

① 卡尔滕贝克，《阿道夫·沃尔夫的旅行》，摘自《不规则之距》，尼斯，出版社 Z'，1990，第81—88页。

我们认为，在疯狂的生产中，一定有一种结构上的必要性决定着这种持续性。我们因此开始重新审视19世纪和20世纪上半叶这些杰出的临床学家们的文本，比如科塔尔、塞格拉斯、克莱兰堡、吉罗以及其他人……，他们当然是通过当时意识形态上的东西构建了自己的体系，但也给我们留下了他们的工作在形式上的严谨性的证据，在他们非常精细的观察、思考路径和思维僵局的背景下，不乏引起后人们的辩论。

如此多节录的片段从精心清理的材料中提取出来，我们试图在弗洛伊德派概念的帮助下，更好地确定那个决定着次序的实在界的边界。从精神病学的历史中，我们可以抽取两个有特点的例子：艾斯桂浩尔在1838年记录的观察片段："有时，我们在他们（精神病患者）写的不一致的内容中会发现，一个词、一句话在重复着，它们是带有他们妄想特色的固着观念的记忆。"[①]吉罗在1921年发表在医学心理学年鉴上的一篇文章中，提到一些妄想性解释的口语形式会以一种打破了智力框架的兴奋的自动症形式汇集起来，目的是在意识中直接呈现出来，或者仅仅披上三段论的褴褛衣衫。因此，文字功能似乎是经典精神病学认为的精神病症状的原动力：逻辑与语法水平上句法的不规则，从省略到新造词，再到作为动作重复的刻板症。这些圣状开始的现象处于两个极端术语之间。一方面是，这种确定

---

① 艾斯桂浩尔，《心理疾病》（1983），卷一，巴黎，浪潮出版社，1989，以及《因萨尼亚》。

性的次级程度，能指的效应，意义的送达最初占据了意义本身的位置。换种说法，这就是拉康从结构语言学①借来的类目框定的基础现象。另一方面是，这一刻板的意义—之外的东西，这一言语律断的意义—享乐（sens-joui），对于主体而言，字母的登录给毁灭性的享乐划定了边界。

文字占据的这一显著位置意味着主体与实在界的关系，精神病学历史上的伟大人物，虽然他们做出了器质性假设，但却并没有在他们提出的问题的迂回中错过主体这个问题。我们之前从联想中断到主体分化一步步谈到过这一点……

拉康在其文章《灵活式写作：书写分裂》中，在主体的问题的风格上有了新的突破②；他写道"……在书写中，只有韵律方式才是背景，在此之上填满的是那些呈现出的观念性内容"，并且"那些常常呈现出来的，正是一些意识的糟粕、一些词、音节、萦绕在心头的回声，'一些陈词滥调'，谐音，各种'自动症'：所有那些在活跃状态下的思想，也就是识别现实的思想，通过价值判断被拒绝或取消了。任何源于此的东西都因此表现在文本中，都有一个特征，表明它是病理性的：刻板

---

① 雅克·拉康，《书写》，巴黎，门槛出版社，2001，第538页。
② 雅克·拉康，《风格的问题与偏执型经验形式的精神病学概念》，米诺图尔出版社，1933年6月，被收录在《偏执型精神病与人格的关系》一书中，巴黎，门槛出版社，第383—388页。

症"。①拉康总结道："简言之，在精神上来说，没什么比这种书写更让人感觉到启示的了。"刻板症在此处并不被归类为缺陷，而是被纳入到了风格的形式中，即使它标志着作品的病理特征，以及其登录和文字阅读的特殊模式。

拉康在其1946年的文章《关于心理因果关系》中，再次鼓励我们在吉罗之后去探讨这些关于激情的"词汇"，"这些词汇上的杂交，新造词这种口语上的癌症，这种句法上的黏滞，话语发音的双重性，同样等同于一种逻辑的一致性。这一作为刻板症风格的统一性的特征，在每一种妄想形式上都打下了印记，这就是精神错乱的人通过话语或写作想要与我们交流的全部东西"，以此揭示出精神错乱者认识上的构造。他着重指出的是那些机械论主义者们，克莱兰堡和吉罗对此做出了最好的描述，因为"不管他们理解的理论有多少错误，但此理论出色地将其实质系于这些结构固有的一个现象上，即其中呈现出的'解剖学'方法"②。这种症状与风格的双重性使我们充分认识到某些作品奇异之处的价值，甚至是那些刻板类型的乱涂乱画的价值，某些病人产生了非常多的这种涂鸦式的作品，并且这些作品以一种支离破碎的艺术形式呈现出来。

---

① 雅克·拉康，《灵感：书写分裂》（1931），摘自《偏执型精神病与人格的关系》，巴黎，门槛出版社，2001，第381—282页。
② 雅克·拉康，《书写》，巴黎，门槛出版社，2001，第168页。

疯癫与文明

从医生的垃圾箱到收藏柜，从疯人院到当代博物馆的过渡过程中，疯子的作品变成了被选中的对象，被公认为作品，然而这个地位并不那么牢固，从纳粹对这些作品及其作者们的态度中可以窥知一二。

另外，曾经被视为高度文明的昔日作品被超现实主义者视为垃圾，正如安德烈·布列塔说的那样，超现实主义者的计划是彻底清理文学作品。

布列塔通过自动症寻找文学的解放。他对精神分析的转移是一种行动上的转移，对他而言，这涉及去体验那些在现实中的处于无意识的思考内容。他向弗洛伊德请教，但他们的关系并没有超越误解的阶段……

阿尔托，有一段时间是超现实主义运动的一员，并走得更远，他写道："所有的文字都是无价值的东西，所有写作的人都是猪。"他和布列塔的方式不同，把自动写作本身视为一种无价值的东西。他自己的写作则是在一种远远超越文学的必要性的推动下进行的。

关于阿尔托，莫里斯·布朗肖（Maurice Blanchot）①写到，

---

① 莫里斯·布朗肖（Maurice Blanchot，1907—2003），法国著名作家、思想家。他的作品和思想影响了整个法国当代思想界。——译者注

他的诗精确性地表达了一种暴力，此暴力对于他而言，是作为缺失，以及作为承载这些缺失的不可能性的思想。"……我写这篇文章只是想说，我从未做过任何事，什么也做不了，即便做了一些事情也等同于没有。我所有的作品都建立在，也只能建立在这种虚无、屠杀之上"，正如他自己宣称的那样，这种作品的缺席是"无限虚无中的绝对寂静"。他向我们展示了"海岸线的终极界限"，在那里，"所有人都被迫伪造字母，而字母的数量却蕴含着神秘的力量"。①对于阿尔托来说，思考代表了一种危险，因为思想就像在"缺失与承载这些缺失的不可能性之间，——在虚无的思想与回避内心丰富的喷涌之间——在作为分离的思想与思想的不可分割的生命之间②"的一场战斗。

1946年，阿尔托再次写道："……我的写作只为了讲，我什么也没有做，什么也做不了，做一些我什么也做不了的事情。我所有的工作都是建立在这场大屠杀的虚无之上的"，正如他自己宣称的那样，这一作品的缺席的深渊正是"无限空虚中的绝对沉默"。他使我们面对边界最大限度的界标，那里"在被迫去锻造字母时（其中数字变得神秘），总是会有危险的"③。

因此我们能看到——尽管表面上看起来趋向一致——阿尔

---

① 布朗肖，《无尽的谈话》，巴黎，伽里玛出版社，1969，第436页。
② 布朗肖，《无尽的谈话》，巴黎，伽里玛出版社，1969，第434页。
③ 马勒瓦尔，《边缘的悲剧性漫步：罗德兹的安东尼·阿尔托》，摘自《升华与增补》，博内瓦尔座谈会，1988，比利时，那瓦汉与门槛出版社，1990，第8页。

托与布列塔的主体立场的矛盾之处。这两种立场反映了两种截然不同的结构。神经症观点的自动写作从意义中产生，寻找隐喻，但对于精神病患者而言，联想性漂移甚至威胁着其存在的完整性，由于父姓能指的丧失，精神病患者就只能回到对于锚定点的追溯中找到自己。"没有作品，没有语言，没有话语，没有心灵，什么也没有"，阿尔托只能讲他创作作品的不可能性。我选择作为范例的 M.A 的案例也是同样的情况。

福柯断言道，疯癫是"作品绝对的破裂；疯癫形成了废除的构成时刻，后者在时间中建立了作品的真实性；它勾画出外缘，崩溃的界线，对抗空虚的外形。阿尔托的作品在疯癫中遭遇到了他自己的缺失，但这种体验，从新开始这种体验的勇气，所有这些对抗一种语言本质上的缺失的词语，所有环绕着这种空虚，或更确切地说，吻合这种空虚的肉体的痛苦与恐惧的空间，这就是作品本身：作品的缺席就像深渊上的峭壁。疯癫不再是可能显露出作品的原初真相的犹豫不决的空间，而是一种坚决果断，从此出发，疯狂不可挽回地停留了下来，并永远地悬挂在个体历史之上"[①]。福柯对疯癫与创造作品的不可能进行了颠覆。"也许，某一天，我们将不再知道什么是疯狂。其外形将自我封闭起来，将不再能解读它留下的形迹。这些形迹本身将是另外一个东西，那个无知的眼神，仅仅只是一个黑色的标

---

① 米歇尔·福柯，《古典时代疯狂史》，巴黎，伽里玛出版社，1972，第556页。

志吗？它们充其量只是我们现在无法绘制的构型的一部分。但在未来，它们将是我们和我们的文化所必需的网络，或者使我们自己和我们的文化变得可读。阿尔托属于我们语言的土壤，而非他的中断［……］。我们今天所有经历的限制、陌生或无法忍受的一切，都将回归到美好的宁静之中。但宁静终有一天会为我们指出'外形'的危险性，仅仅只会留下无法理解的外形。"①

阿尔托与鲁塞尔通过超现实主义，完全进入文明中，深深地改变了当今社会中创作的文化全貌。在诸如他们的产物和艺术创造之间这一所谓现代的联结，构成了一种文化上的现实，并从此以后给精神病人提供了一个框架，允许他们追求创作，并因此走上和社会的联系之路。

精神病患者的治疗手法

难于使精神病结构的主体开始工作的这一难题几乎是始终如一的。如何开始一段可以变成治疗的关系，如何让这类主体接纳精神分析的治疗？写作或绘画常常是他们自发开始的，病人创作出的作品可以归因于自我治疗的结果，这种创作活动也可以在已经开始的精神分析治疗的过程中进行。

① 米歇尔·福柯，《说与写，卷一，1954—1975》，巴黎，伽里玛出版社，第440页。

书写文字并不是精神病唯一的特长，"呀呀语"在每一个人身上都发挥作用，但精神分析的阐释并不能像在神经症中一样，在精神病中发挥作用，神经症只有在自由联想的进展中，通过精神分析的阐释带来的作用才能与文学相遇①。在分化的主体的治疗中，精神分析家和字母有一个关系，就产生了拉康用"受引导的偏执狂"命名的现象；主体在未知中书写文字。

精神病治疗的特别之处是精神病患者利用字母来修通自己。在某些病例中，得益于转移的动力学功能——这让病人能最终向精神分析家讲话——某种时间的存在成为可能。在其中，字母的功能以一种手写的形式出现：出版计划，特殊的"垃圾出版物（poubellication）"。在大多数情况下，精神分裂症患者转移的开始表现为以这种产物的方式来向精神分析家致辞：写作，绘画，理论化其自身的不适。正是这种致辞的功能，使（病人）请求被分析。在我们介绍的情境中，主体告诉我们他没有的东西。他对分析家讲述这种写作的无能，就像等同于客体小a的无—意义的缺失那样。

在1972年1月9日的那次讨论班中，拉康提供了一种结构，一种能指的串联，他称之为爱／墙之文字［la lettre d'（a）mur］："我请求你拒绝，那些我给你的东西，因为：（我要赠予

---

① 参见法比安娜·于拉克，《精神分析治疗的精神病患者》，发表于《概念》，第23期，1997年3月。

的）并不是这个。"无—意义是由客体a产生的。这一构造支配着波罗米结的呈现。应该指出的是，如果拉康在转移的理论化中强调"假设知道的主体（sujet supposé savoir）"这一概念（它涉及无意识的知），那么弗洛伊德则强调了爱的问题。正如拉康在他关于乔伊斯的讨论班中着重指出的，精神病患者"无意识的退订（désabonné de l'inconscient）"，涉及到的恰恰是在精神病结构中占中心位置的爱的问题。因此，爱／墙之文字［la lettre d'（a）mur］拥有一种波罗米结的结构，波罗米结正是《圣状》讨论班中涉及的主题。

在临床实践中，我们可能会遇到一些被精神病困扰的主体，他们试图制作一些产品，这一意图变成主体与他们的分析家之间的挑战，并在向大他者讲述的框架中，决定了如何去着手处理字母问题。因此M.A.的案例特别展示了在精神病中字母本身是如何呈现的，精神分析家又是如何对之进行工作的。

在精神病领域，临床学家和研究者们当然面临着许多危险，但仍然有很多需要发现的地方。我们的计划并不属于众所周知的"艺术－治疗"或"艺术精神分析"的领域，但从某种角度看，艺术的确有一种治疗的功能[①]。事实上，在历史中有许多用艺术作品证明自己的艺术家。没有任何一位精神分析家或精神

---

① 维米尔施，《临床与艺术》，摘自《心理学通报》，卷XLVI，第411期，1992—1993，第493—497页。

科医生可以介入到这些艺术家的创作过程中。①但从另一方面来说，他们可以告诉我们这些艺术家们的心理结构是如何运作的。因此，当拉康与拓扑学家们一起举办关于乔伊斯的讨论班时，主要目的是通过研究乔伊斯的作品探讨精神分析理论的真理，然而，他并没有解开乔伊斯之迷。

然而，源于这一关于纽结的拓扑学（la topologie des nœuds）所产生的增补（suppléance）与父姓的丧失（Nom-du-Père）的概念，为临床研究开辟了多个方向②。拉康关于纽结的拓扑学最终的理论，带来了对主体结构的三种构建性东西的裂缝的增补概念。因此，增补开启了精神病临床研究的许多方向。

文字的功能是其中几种可能的研究之一，我们可以沿着它继续我们的探索。

以文字为基础的临床

在精神分析对精神病的临床实践中，我们将能指作为享乐的产物，因此这种能指是处于话语之外的，它脱离了大他者，从而文字与能指具有了不同的意义，形成了一种差异性。

---

① 维米尔施，《绘画行为中主体的偏移》，摘自《精神病，医学》，1993，25，13，第1417—1419页。
② 参见斯克里亚宾，《纽结与父姓——关于结构的21项思考》，法国医学和精神分析协会，2006。

那些被精神病学在传统上称为的"妄想及其机制"（le déli-re et ses mécanismes）曾被弗洛伊德认为是"敞开的无意识"（inconscient à ciel ouvert）；事实上，那些用于隐藏在癔症患者辞说中的东西的解码方式确实呈现在精神病现象中，其中的文字表达功能，被拉康认为是可以调节力比多分配的"享乐（jouis-sance）"。因此从文字的概念出发，有可能建立主体与其症状关系的条件。

在神经症的结构中，这种（力比多的）调节是幻想和主人—能指（signifiant-maître）的混合物。而在精神病中，它则是享乐的局部化（从大他者中脱离出来的对文字的享乐）。

由于文字是弗洛伊德领域的一个概念，因此我们在文字范式的临床研究背景下发展这一概念是有意义的。

附录：不存在的物的反面

在法比安娜·于拉克的著作《精神病患者的艺术作品》中成为主线条的东西，正是对于拉康《精神分析伦理》讨论班的回归。此讨论班从《科学心理学大纲》开始，即对弗洛伊德这本著作的理论提出了新的想法起，在经过……杰克·普雷韦尔[①]的火柴盒收藏品之后，最终抵达安提戈涅[②]的墓地。

从一开始，拉康就规避了《科学心理学大纲》中作为虚假证据提出的"假说的构造"。事实上，除了一个看似机械的系统外，他还发现了一个基本要素：同类[③]。这个同类弥补了小小人类最原初的无能，因此弗洛伊德说它同样也是"所有道德动机的最初源泉"。拉康从中认识到了一种伦理思想的开端，这种思想随着弗洛伊德的元心理学的演变发展起来。

首先，他总结了亚里士多德的伦理基础：一种秩序的科学，即认识论，它定义了习俗的准则、道德观，主体必须符合这种

---

① 杰克·普雷韦尔（Jacques Prévert，1900—1977），法国诗人，编剧，他的第一部诗集《话语》是其最著名的诗集之一。——译者注
② 安提戈涅（Antigone）是古希腊悲剧作家索福克勒斯公元前442年的一部作品中的人物，剧中描写了俄狄浦斯的女儿安提戈涅不顾国王克瑞翁的禁令，将自己的兄长，反叛城邦的波吕尼刻斯安葬的故事。拉康在其《精神分析的伦理》讨论班中，从精神分析的角度讨论了这一人物。——译者注
③ Nebenmensch，同类或邻人，作为物的邻人或同类意味着，作为我的拟像／镜像的同类式邻人下面，总隐藏着根本他性的深不可测的深渊，无法被驯化。——译者注

准则才能参与普遍知识。普遍知识通过正确的理性得到实现，并将一种政治、一种微观世界和宏观世界和谐地融为一体，以此达到主体视野中的至善。

这种伦理是从精神分析的《科学心理学大纲》中提取出来的：这种伦理并不以最高律法为目的，而是旨在一种特殊而自由的真相，对于每个人来说，这种真相呈现出其内在的特殊性。这涉及希望的问题，是一种顽固不化的欲望，这只存在于每个人身上的特殊性中，因此在这个意义上它才是普遍的。

当法比安娜·于拉克开始对古典精神病学相关概念进行考古发掘时，她才从弗洛伊德的视野中获得了新的启示。但在描述这些精神病学家们的推理时，她难道不是在同时描述一种伦理学的轮廓吗？……在与世界的关系中，反射弧是遵从正确理性的原则，认识论的秩序是沿着一个奥古斯特·孔德在他的积极哲学课程中提出的渐进式的前景来演化的。今天，我们是否直接继承了以神经科学为基础的认识论？2006年1月25日，达沃斯世界论坛的主题为"智慧引擎"。

然而大家还记得在1900年，西奥杜勒·里博特[①]（Théodule-Armand Ribot）出版了关于创造性想象力的论文。他指出，发明创造不是自主活动的高级功能，而是属于自动症方面的功

[①] 西奥杜勒·里博特（Théodule-Armand Ribot，1839—1916），法国心理学家、哲学家、大学教授。——译者注

能。为了去掉这一疑难，他胡诌了一种这样的合理性，即认为发明创造是建立在生物学必要性的运动表现上的。他比雷亚的作品《疯子的艺术》早出版了7年，而他们的理论观点非常相近。换言之，建立在科学基础上的进步主义论调，在关于艺术与疯癫之谜上，也是持有同样的看法的，这正是《精神病患者的艺术作品》一书将会涉及的问题。

拉康从火柴盒和悲剧的创造者们的话语中召唤出一个能指：物（德语，Das Ding；法语，Chose）。弗洛伊德在《科学心理学大纲》中收集它，将它提升成一个概念。同类的情结分成两类，一类是物，另一类是进入表象的物，想象力（Vorstellungen）。相反，即使在快乐原则中，物也逃离了其行踪。其中有一种心理材料的絮凝作用，屈从于快乐原则，处于概念再现（Vorstel-lungsrepräsentanzen）的网状系统中，是能指元素的结晶体。同时开启了物的领域，如同实在中的空洞。这种对弗洛伊德辞说的隐喻性修补，在拉康这里常常出现。在混沌理论的时刻，他令我们想起了简单的吸引力，它可以支持快乐原则的法则，并使内在环境稳定性处于固定的状态。此系统将通过一种同类的介入经历一种分岔。因此它将通过一种奇怪的吸引力，承担一种表象再现的网状系统，媒介过程是无限的，超越了快乐原则，在物的实在中则留下一种空洞的痕迹。

这个关于伦理的讨论班看上去是在讨论文化，并没有直接涉及临床，其作者，在带给我们絮凝作用、能指元素的结晶这一意象的同时，还告诉我们："能指的构造支配着心理装置，就像对于病人的临床检查可以告诉我们的那样。"毫无疑问，这些症状与文字的功能相关，是经典精神病学的假设材料，与主体结构相关的重要基础功能。事实上，概念再现的网状结构上面堆迭着思想、无意识，属于记录（Niederschrift）的范畴，即一种字母的登录。我们认为，正如拉康在这一点上告诉我们的那样，是在进入无意识功能之后，与主体划分相关的否定性的创立，絮凝作用、分岔导致我们的媒介过程是无限的，产生了一种处在物的边缘的奇怪吸引力。否定的象征性设立并不是偶然发生的，前面的症状或多或少成功地、有时是绝妙地试图引发这种边缘的建立。法比安娜·于拉克的临床片段就见证了这一点。由此出发，作品的缺席，以及主体自身的缺失也是一个无法维持的立场。关于拉康在其讨论班《精神分析的伦理》中引用海德格尔的花瓶的寓言，我们可以说，陶工就是那个受到没有边缘的洞威胁的主体，由于此洞处于花瓶的底部，因此他无法抬起这个花瓶，换一种说法，在现象学中，连接内部和外部的点是否定的，也就是冲动的点，但它却是不可见的。

因此，文字与作品，这两种范式，是不是那个推动着精神分析伦理的辞说：物（das Ding）的反面呢？

皮埃尔·维米尔施

Pierre Vermeersch

术语汇编

Absence d'œuvre 作品的缺席

Aconceptuelle 去概念化

Aliénation du langage 语言的异化

Aliénation 异化

Anagramme 易位构词游戏

Anaphonie 假名

Anatomo-physiologie 解剖生理学

Archéologie 考古学

Art Brut 原生艺术

Art des fous 疯癫的艺术

Ataxie intrapsychique 精神内共济
失调

Automatisme 自动主义／自动症

Automatisme mental 心理自动症

Autre 大他者

Archéologie du savoir 知识考古学

Bande de Moebius 莫比乌丝带

Ça 本我

Chaîne signifiante 能指链

Chose 物

Clivage du Moi 自我的划分

Clivage du je 我的划分

Clivage 解离／分化／划分

Code de message 信息的编码

Cogito 我思

Concept provisoire 暂时的概念

Coprolalie 秽语症

Corps étranger 异物／异化的身体

Corps parlant 言在的身体

Condensateur de jouissance 享乐的
冷凝器

Das Ding 物

Dédoublement de la personnalité
人格的两重性

Défense 防御

Délire des négations 否定性谵妄

Démence précoce 早发性痴呆

Dérivation 衍生

Dérive associative 联想性漂移

Désagrégation 瓦解

Discordance 不一致

Discours 论调／辞说

Dissociation 分裂

Division du Sujet 主体的分划

Division 分划

Dyskinésies tardives 迟发性运动障碍

Dyslalie 构音障碍

Dyslogie 精神性难语症

Dysphasie 言语表达及理解障碍

Décomptage 记数

Écho de la pensée 思想的回音

Écriture automatique 自动写作

Effet psychosomatique 心身效应

Ego 自我

Énoncé 陈述

Énoncé 发表

Énonciation 发言动作

Épilepsie sensorielle 感觉性癫痫

Forclusion du Nom-du-Père 父姓的丧失

Forclusion 丧失

Fous littéraires 文学疯子

Gestaltung 格式塔

Glossolalie 新语症

Glossomanie 口语狂

Graphomane 写字狂

Habllucinations psychiques 精神性幻觉

Hallucinatioins psychomotrices 精神运动性幻觉

Hallucination psychomatrice verbale 言语精神运动幻觉

Hallucination psychomotrice verbale 言语的精神运动幻觉

Hallucination verbale kinesthésique 动觉言语幻觉

Hallucination verbale motrice complète 完全性运动言语幻觉

Hallucinations pensent 幻觉思维

Hallucinations psychiques 精神性幻觉

Hallucinations psychosensorielles 精神感受性幻觉

Hallucinations verbales aufitives 听觉性言语的幻听

Hasard objectif 客观的偶然性

Holophrase 表句词

Ichspaltung/clivage du Je 我的划分

Idées autochtones 原生概念

Imaginaire 想象界

Inconscient 无意识

Incorporation 摄取

Impulsions verbales 言语性的冲动

Itération 无意识重复

Jouissance 享乐

L' Un 太一

Lalangue 呀呀语

Langage d' organe 器官的语言

Langage 语言

Langue de fond 深处的语言

Langue fondamentale 基础语言

Libido 力比多（性能量）

Littérante 妄想型文字（拉康的新造词术语）

Lituraterre 文字涂抹地

Litléral 书面

Littoral 临界

Mathème 基式

Mattoïde 玛多义德

Message de code 编码的信息

Message interrompu 不连贯的信息

Métaphore paternelle 父系隐喻

Modèle topologique 拓扑模型

Mort du sujet 主体的死亡

Mots-valises 合成词

Mouvement systématisés 系统化的运动

Monomane 偏狂患者

Nebenmensch 邻人

Néologisme 新造词

Non-rapport 无—关系

Non-sens 无—意义

Nœuds borroméens 波罗米结

Nosographie 疾病分类

Objet a 客体 a

Objet petit a 客体小 a

Onomatomanie 称名癖

Paranoïa 妄想狂／偏执狂

Paraphrénie 妄想痴呆

Parole imposée 强加性的话语

Parole 话语

Passage à l'acte 行动化

Pensée parleée 口语思维

Plus-de-jouir 剩余享乐

Point de capiton 锚定点

Poubellicatioin 垃圾出版物

Processus psychique primaire 原发性心理过程

Psychiatrie 精神病学

Psychopathologie 精神病理学

Phallus 石祖／阳具

Philologique 语史学

Réalité 现实

Réel 实在界

Réflexe psychique 心理反射

Refoulement 压抑

Représentant de la représentation 表象的典型

Scansion 言语断续症／言语律断

Schizophrénie 精神分裂症

Scission 分裂

Séjonction 联想中断

Séparation 分离

Signifiant 能指

Signifié 所指

Sinthome 圣状

Son 声音

Stéréotypie 刻板症

Sujet de la science 科学的主体

Sujet supposé savoir 假设知道的主体

Sujet divisé 分化的主体

Suppléance 增补

Symbolique 象征界

Symptomatolgique 症状学

Symptômes en foyer psychique 心理灶性症状

Syndrome catatonique 紧张综合征

Syndrome de Cotard 科塔尔综合征

Syndromes dissociés 分裂综合征

Sysèmes associatifs 联合系统

Trait unaire 道一

Translittération 按字母对译

Trouble de l'association des idées 观念的联想障碍

Troubles moteurs 运动（机能）障碍

Verbigération en images 画中的言

语重复

Verwerfung/Rejet 拒绝（弗洛伊德）

Verwerfung 丧失

Verbigération en images 画中的胡言乱语

Vorstellungsrepräsentanzen 概念再现

Voix 语声

Vide 空／空洞／空虚

Volontés 意志

Witz 妙语／双关语

Zerspaltung/fission 裂变

Floculation 絮凝作用

Vorstellungsrepräsentanzen 概念再现

Vorstellungen 想象力

Schizographie 书写分裂

Schizophasie 话语分裂症／语言分裂症

参考文献

ABRAHAM, K. 1908. *Œuvres complètes, Rêve et mythe*, t. I, Paris, Payot, 1966.

ALLEN, D. F. 1999. *Critique de la raison psychiatrique. Éléments pour une histoire raisonnée de la schizophrénie*, Toulouse, érès.

ALLOUCH, J. 1979. «De la translittération en psychanalyse», *Lettres de l'école freudienne de Paris*, n° 25.

ARTAUD, A. 1936-1947. *Les tarahumaras*, Paris, Gallimard, 1971.

ARTAUD, A. 1947. *L'arve et l'aume suivi de 24 lettres à Marc Barbezat*, L'arbalète.

ARTAUD, A. *Œuvres complètes*, Paris, Gallimard, 1989.

Association psychiatrique américaine (1980, trad. fr. 1983), DSM-III *Manuel diagnostique et statistique des troubles mentaux*, Paris, Masson, 2 vol.

BAILLARGER, J. «État intermédiaire à la veille et au sommeil, production et marche des hallucinations», mémoire lu à l'Académie royale de médecine le 14 mai 1842, *Recherche sur les maladies mentales*, 1, Paris, Masson.

BASAGLIA, F. et coll. *Che cos'è la psichiatria*? Administrazione Provincial, Parme, 1967. *L'istituzione* negata. Ernandi, edit., Turin, 1968, (trad. fr.) Paris, Le Seuil, 1970.

BAUMEVER, F. 1956. «Le cas Schreber», dans *Le cas Schreber. Contribution psychanalytique de langue anglaise*, Paris, PUF, 1979.

BERCHERIE, P. 1980. *Les fondements de la clinique, histoire et structure du savoir poychiatrique*, Paris, Le Seuil.

BINSWANGER, L. 1970. «Analyse existentielle et psychanalyse freudienne», dans *Discours, parcours, et Freud*, Paris, Gallimard.

BINSWANGER, L. 1971, *Introduction à l'analyse existentielle*, Paris, Les Éditions de Minuit.

BLANCHOT, M.1959, *Le livre à venir*, Paris, Gallimard.

BLANCHOT, M.1969, *L'entretien infini*, Paris, Gallimard.

BLAVIER, A. 1982. *Les fous littéraires*, Paris, Veyrier.

BLEULER, E.1993. Dementia praecox *ou Groupe des schizophrénies*, Paris, EPEL, GREC.

BLONDEL, C.1918. *La conscience morbide. Essai de psychopathologie générale*, Parsi, Alcan.

BOBON, J. 1952. *Introduction historique à l'étude des néologismes et des glossolalies en psychopathologie*, Paris, Masson.

BONNAT, J.-L.1994. *Van Gogh. Écriture de l'œuvre*, Paris, PUF.

BRAND, B.1996. «La collection d'œuvres de malades mentaux de la clinique psychiatrique universitaire de Heidelberg, des origines jusqu'en 1945», dans *La beauté insensée, collection Prinzhorn, Université d'Heidelberg*, catalogue d'exposition ville de Charleroi, Palais des beaux-arts.

BRETON, A. *Point du jour*, Paris, Gallimard, 1970.

BRETON, A. *Perspective cavalière*, Paris, Gallimard, 1970.

BRETON, A. *Œuvres complètes*, t.I, Paris, Bibliothèque de la Pléiade, Gallimard, 1988.

BURCKARD, E.1931. «Les conceptions psychiatriques de Wernicke», dans *Travaux de la clinique universitaire de Strasbourg*, IX.

CAHEN, A. 1901. «contribution à l'étude des stéréotypies », Arch. De neurol., 12, 2ᵉ série.

CAMERON, N. 1939. «Schizophrenic thinking in a problem-solving situation», Journal of Mental Science 85.

CAMUSET, M. 1893. «Rapport sur le délire des négations», *Congrès annuel de médecine mentale*, Blois.

CANGUILHEM, G.1955. *La formation du concept de réflexe aux XVIIᵉ et XVIIIᵉ siècles* , Paris.

CANGUILHEM, G. 1963. «Dialectique et philosophie du non chez Gaston Bachelard», *Revue Internationale de Philosophie.*

CÉNAC, M. 1925. *Les glossolalies*, Thèse, Paris, Jouve.

CHAIKA, E. 1975. «A linguistic looks at "schizophrenic language" », *Brain and language,* 2.

CHAMARET, C. «Le syndrome de Ganser et ses aléas historiques», dans *Divisions subjectives et personnalités multiples*, PUR.

CHARCOT, J. - M.; MAGNAN, V. «De l'onomatomanie», Arch. De neurol., 1885; t.X, n°29, 1885, p.157-168; t. XXIV, n°70, 1892, p.118; t.XXIV, n°71, 1892, p.161-177; t. XXIV, n°72, p.369-386.

CLÉRAMBAULT, G. de.1927. *Œuvres psychiatriques*, Paris, Frénésie Éditions, 1987.

COHEN, B. 1978. «Referent communication disturbances in schizophrenia», dans S. Schwartz, *Language and cognition in schizophrenia*, Hillsdale Laurence Erlbaum Associates Ed.

COHEN, M. 1958. *La grande invention de l'écriture*, Paris, Kliencksieck

COTARD, J. 1889. «Folie», *Dictionnaire encyclopédique des sciences médicales de Dechambre.*

DAGONET, H. 1864. *Traité des maladies mentales*, Paris.

DELEUZE, G. 1969. *Logique du sens*, Paris, Minuit.

DELEUZE, G.; GUATTARI, F. 1972. *Capitalisme et schizophrénie, lanti-cedipe,* Paris, Éd. de Minuit.

DELEUZE, G. ; GUATTARI, F. 1991. *Qu'est-ce que la philosophie ?*, Paris, Ed. de Minuit.

DELMOND, J. 1935. *Essai sur la schizophasie*, Thèse, Paris, Le François.

DERRIDA, J. 1967. *L'écriture et la différence*, Paris, Le Seuil.

DESCARTES, R. *Discours* IV. NDF.

DROMARD, G. 1905. «Étude clinique sur la stéréotypie des déments précoces», *Archives de neurologie.*

DUBUFFET, J. 1967. *Prospectus et tous écrits suivants*, vol. I et II, Paris, Gallimard.

DURAND, C. 1939. *L'écho de la pensée*, Thèse de Paris.

ESQUIROL, J.É.D. 1989. *Les maladies mentales*（1838）, t. I, Paris, Frénésie, coll. «Insania».

EY, H. 1934. *Hallucinations et délire*（préface de J. Séglas）, Paris, Alcan.

EY, H. 1952. *Études psychiatriques*, t. I, Etude n° 5, Paris, Desclée de Brouwer.

EY, H. (sous la direction de). 1966. *L'inconscient, VIe Colloque de Bonneval*, Paris, Desclée de Brouwer.

EY, H. 1973. *Traité des hallucinations*, t. I, Paris, Masson.

FALRET, J.-P. 1854. *Leçons cliniques de médecine mentale*, 1re partie, Paris, Baillère.

FALRET, I.-P. 1864. *Des maladies mentales*, Paris (réédition *Des maladies mentales et des asiles d'aliénés*, Chilly-Mazarin, Sciences en Situation, 1994).

FLOURNOY, T. 1900. *Des Indes à la planète Mars, étude sur un cas de somnanbulisme avec glossolalie,* Paris-Genève (rééd. Paris, Le Seuil, 1983).

FOUCAULT, M. 1961. «Préface», dans *Folie et déraison. Histoire de la folie à l'âge classique*, Paris, Plon; Dits et écrits I.

FOUCAULT, M. 1963. *Raymond Roussel*, Paris, Gallimard.

FOUCAULT; M. 1969. *L'archéologie du savoir*, Paris, Gallimard.

FOUCAULT, M. 1972. *Histoire de la folie à l'âge classique*, Paris, Gallimard, coll. «Tel».

FOUCAULT, M. *Dits et écrits I, 1954-1975*, Paris, Gallimard.

FREUD, S. 1994. *Œvres complètes*, t. XVIII, Paris, PUF.

FREUD, S. 1938. *Abrégé de psychanalyse*, Paris, PUF, 1949.

FREUD, S. 1915. *Métapsychologie*, Paris, Gallimard, 1968.

FREUD, S. 1914. «Pour introduire le narcissisme», dans *La vie sexuelle*, Paris, PUF, 1969.

FREUD, S. 1905. *Cinq psychanalyses*, Paris, PUF, 1973.

FREUD, S. 1887–1902. *La naissance de la psychanalyse*, Paris, PUF, 1979.

FREUD, S. «Lette à Maxime Leroy sur quelques rêves de Descartes»; *Revue française de psychanalyse*, XLV, n°1, 1981.

FREUD, S. 1982, *Die Verneinung*, la dénégation, traduction nouvelle et commentaires, Phèves et B.This, Document de travail du *Coq-Héron*.

FREUD, S. 1891. *Contriburion à la conception des aphasies*, Paris, PUF; 1983.

FREUD; S. 1890-1920. «Sur la préhistoire de echnique psychanalyrique», dans *Résultats, idées, problèmes*, Paris, PUF, t. I, 1984.

FREUD, S. 1938. «Le clivage du moi dans le processus de défense», dans *Résultat, idées, problèmes*, Paris, PUF, t. II, 1985.

FREUD, S. Lettres du 26 décembre 1932, dans A. Breton, *Œuvres compètes*, t. II.1992, Paris, La Pléiade, Gallimard.

FREUD, S. ; BREVER, J. 1895. *Études sur l'hystérie*, Paris, PUF, 1975.

FREUD, S.; JUNG, C. G. *Correspondance* (1906-1914), Paris, Gallimard, 1992.

FREUD, S. : BINWANGER, L. *Correspondance* (1908–1938), Paris, Calman-Lévy, 1995.

GANSER S. «Conférence des psychiatres et neurologues de l'Allemagne centrale, tenue le 23 octobre 1897 à Halle», *Archive für Brychiatrie*, XXX, 1898; L'évolution psychiatrique, 58, 1, 1993, trad. D. F. Allen.

GANSER, S. «Contribution à la théorie des états crépusculaires», dans *Divisions subjectives et personnalités multiples*, PUR, trad. F. Sauvagnat, 2001.

GANSER, S. «Un état crépusculaire particulier», dans *Divisions subjectives et personnalités multioles*, PUR, trad. F. Sauvagnat.

GENTIS, R. 1973. *La psychiatrie doit être faiteldéfaite par tous*, Paris, Maspéro.

GENTIS, R. 1982. *Projet Aloïse*, Paris, Scarabée, CEMÉA.

GROSS, O. 1904. «Zur Nomenklatur», *Neurologisches Zentralblatts,* Veit und Komp, Leipzig.

GROSS, O. «Über Bewusstseinzerfall», *Mschr Prychiat. neurol.*, XV.

GUIRAUD, P. 1921. «Les formes verbales de l'interprétation délirante», *Annales médico-psychologiques*, Paris.

GUIRAUD, P. 1936. «Analyse du symptôme stéréotypie», *L'encéphale*, XXXe année, 2e vol. n° 4.

GUISLAIN, J. 1852. *Leçons orales sur les phrénopathies*, t. I, Helbelink, Gand.

HAUSTGEN, T. 1991. «Contributions française à la clinique des schizophrénies», *Synapse*, n° 79.

HUBERT, J. «Toupiller la limite», dans *La mesure des irréguliers*.

HULAK, F. (sous la direction de), *La mesure des irréguliers*, Nice, Z' Éditions, 1990

HULAK, F. (sous la direction de), 1992. *Folie et psychanalyse dans l'expérience surréaliste*, Nice, Z'Éditions.

HULAK, F. 1993. « De l'hallucination à la création », *Bulletin de psychologie*, t. XLVI, n° 410.

HULAK, F. 1994. «La leçon de peinture ? : Van Gogh avec Artaud», dans *Psychologie médicale*, 26, 13.

HULAK, F. 1995. «Une modalité du transfert: Desnos et Breton. Les Sommeils», dans *Signes*, n°18, Nantes, Édition du Petit Véhicule.

HULAK, F. 1996. «De la mort du sujet à l'entre-deux-morts. Une approche du syndrome de Cotard», *Trames* n°21, Nice.

HULAK, F. 1997. «Le traitement des patients par la psychanlyse», dans *Trames*, n°23, Nice.

HULAK, F. 1998. «La répétion dans la psychose, un symptôme oublié: la stéréotypie», *L'évolution spychiatrique*, 63, 4, Paris, masson.

HULAK, F. 2000. «La dissociation, de la séjonction à la division du sujet. Genèse et évolution d'un concept», dans *Évolution psychiatrique*, Éditions scientifiques et médicales, Elsevier Sas.

HULAK, F. 2004. «Du polygone de Charcot au graphe du désir de Lacan, Passage du mécanisme à la logique du signifiant», L'*évolution psychiatrique*, 69, Elsevier.

JALLEY, É.1994. «Doute cartésien et délire des négations», *Psa.Univ.*, 19,73.

JAMES, W.1924. *Études et réflexions d'un psychiste*, Paris, Payot.

JASPERS, K. 1933. *Psychopathologie générale*, Paris, Félix Alcan.

JASPERS, K.1953. *Strinberg et Van Gogh*, Paris, Éd. de Minuit.

KALTENBECK, F. «Le voyage d'Adolf Wölfli», dans *La mesure des irréguliers.*

KLAGES, L. *L'esprit adversaie de l'âme* (*Der Geist als Widersacher der Seele*, 2 vol., Leipzig, 1929-1932); *Sämtliche Werke*, 9 vol., Bonn, Bouvier, 1964-1982.

KLIPPEL, 1904. *Revue de psychiatrie*, n°2.

KOYRÉ, A. *Études d' histoire de la pensée philosophique*, Paris, Gallimard, 1971.

KRAEPELIN, E. 1910. «Les troubles du langage dans le rêve», *Psychol.Arb.*, 5.

KUSSMAUL. 1884. Les troubles de la parole, Paris, Baillère, trad. fr. A. Rueff.

LACAN, J. 1933. «Le problème du sytle et la conception psychiatrique des formes paranoïaques de l'expérience», Le Minotaure, repris dans De la psychose paranoïaque dans ses rapports avec la personnalité, Paris, Le

Seuil.

LACAN, J.1966. «Mémoire d'un névropathe, Présentation», dans *Cahier pour l'analyse*, n°5.

LACAN, J. 1966. *Écrits*, Paris, Le Seuil.

LACAN, J. 1970. «Apport de la psychanalyse à la psychiatrie», conférence (inédite) à l'amphithéâtre Magnan, hôpital Henri-Rousselle, Paris.

LACAN, J. 1955-1956. *Le Séminaire, Livre III, Les psychoses*, Paris, Le Seuil, 1981.

LACAN, J. 1964. *Le Séminaire, LivreXI, Les quatre concepts fondamentaux de la psychanalyse,* Paris, Le Seuil, 1971.

LACAN, J. 1932. «Écrits inspirés: Schizographie», dans De la psychose paranoïaque dans ses rapports avec la personnalité, suivi de Premiers écrtis sur la paranoïa, Paris, Le Seuil, 1975.

LACAN, J. 1953-1954. *Le Séminaire, Livre I, Les écrits techniques de Freud*, Paris, Le Seuil, 1975.

LACAN, J. 1977. «Ouverture de la section clinique», dans *Ornicar? Bulletin périodiaque du champ freudien*, n°9, Paris.

LACAN, J. 1959-1960. *Le Séminaire, L'éthique de la pschanaye, Le séminaire,Livre VII*, Paris, Le Seuil, 1986.

LACAN, J. 1969-1970. *Le Séminaire, Livre XVII, L'Envers de la psychanalyse,* Paris, Le Seuil, 1991.

LACAN, J. 1975-1976. *Le Séminaire, Livre XXIII, Le sinthome,* Paris,

Le Seuil, 2005.

LACAN, J.1954-1955. *Le Séminaire, Livre II, Le moi dans la théorie de Freud et dans la technique de la psychanalyse,* Paris, Le Seuil, 1978.

LACAN. J. 1962-1963. *Le Séminaire, Livre X, L'angoisse*, Paris, Le Seuil, 2004

LACAN, J. Le Séminaire, Livre XIX, *..Ou pire*, 1971-1972 (Inédit).

LACAN, J. 2001. *Autres Écrits*, Paris, Le Seuil.

LAING, R. D. *The politics of experiences. The bird of Paradise*, Penguin Books, Londres, 1967 (trad. fr. par Elsen Stork 1969) ; *The divided self*, Tavistock Publ., Londres, 1960 (trad. fr. ; Stock, 1970).

LANTÉRI-LAURA, G. ; GROS, M. 1992. *Essai sur la discordance dans la psychiarie contemporaine*, Paris, EPEL.

LAPLANCHE, J.; PONTALIS, J.-B. 1971. *Vocabulaire de la psychanalyse*, Paris, PUF.

LECLAIRE, S. 1968. *Psychanalyser. Un essai sur l'ordre de l'inconscient et la pratique de la lettre*, Paris, Le Seuil.

LOMBROSO, C. *L'homme de génie,* Paris, Reinwald Scheider, 1903 (3ᵉ éd. trad. de la VIᵉ éd. italienne par F. Colonna d'Istria et Calderini).

MALEVAL, J.-C. 1981. *Folie hystérique et psychoses dissociatives*, Paris, Payot.

MALEVAL, J.-C. 1988. «Un baladin tragique du littoral : Antonin Artaud», dans F. Sauvagnat (sous la direction de), *Sublimation et suppléances*, colloque de Bonneval, Belgique, Navarin/Le Seuil, 1990.

MALLARMÉ, S. 1945. «Le démon de l'analogie», dans Euvres complètes, Poèmse en prose, Paris, Bibliothèque de la Pléiade, Gallimard.

MARIE, A. 1892. *Étude sur quelques symptômes des délires systématisés et sur leur valeur*, Paris, O. Douin.

MILLER G. et coll. 1987. *Lacan*, Paris, Bordas.

MILLER, J.-A. *Cours L'orientation lacanienne*, «Pièces détachées», leçon du 19 janvier 2005 (inédit).

MILLER, J.-C. 1975. «L'homophonie est le moteur de la langue», dans *Ornicar?* n° 1.

MILLER, J.-A. 1999. «Les six paradigmes de la jouissance», Revue de la cause freudienne, n° 43.

MILNER, J.-C. 1978. *L'amour de la langue*, Paris, Le Seuil.

MILNER, J.-C. 1995. *L'œuvre claire. Lacan, la science, la philosophie*, Paris, Le Seuil.

MINKOWSKI, E. 1954. «Problèmes pathographiques», *Rev. d'esth.*, 7-3.

MORDIER, J.-P. *Les débuts de la psychanalyse en France*, 1895-1926, Paris, Maspéro, 1981.

MORGENTHALER, W. 1918. «Ubergänge zwischen Zeichnen und Schreiben bei Geisteskranken» dans *Schweizer Archiv für Neurologie und Psychiatrie*, 3, 2.

MORGENTHALER, W. 1921. *Ein Geiseikranker alb Kunsler. Adof Wölfli*. Medusa Wien-Berlin.

MORGENTHALER, W. 1921. *Adolf Wölfli* («Ein Geisteskranker als

Künstler»), Berne, 1921, trad. H. P. Bouché; «Un aliéné ariste», dans *Publication de la compagnie de l'art brut*, fasc. 2, Paris, 1964.

VORGENTFALER, W. 1990. «De l'artistique chez Wolfi et en général», dans F. Hulak (sous la direction de) *La mesure des irréguliers. Symptôme et création*, Nice, Z'Editions, trad. M. Weber.

NODIER, C. 2001. *Bibliographie des fous. De quelques livres excentriques*, Paris. Éditions des cendres.

NUNBERG, E. ; FEDERN, E. *Les premiers psychanalystes*, Paris; Gallimard.

OURY, J. 1957. «L'accueil dans les collectivités psychiatriques», *Revue L'économe*, 1957.

PAILLAS, M. 1908. «Projet de création d'un musée réservé aux manifestations artistiques des aliénés», dans *L'encéphale*.

PHERSDORFE, C. 1927. «La schizophasie, les carégories du langage», *Travaux de la clinique psych. de Srasbourg*.

PFERSDORFE, C. 1929. «Contribution à l'étude des catégories du langage. L'interprétation "philologique"», *Travaux de la clinique psychiatrique de la faculté de médecine de Strasbourg*.

POROT, A. 199G. *Manuel alphabétique de psychiatrie,* Paris, PUF.

POTTIER, C. 1930. *Réflexions sur les troubles du langage dans les psychoses paranoides,* Thèse, Paris, PUF.

PRINZHORN, H. 1984. *Expressions de la folie, dessins, peintures, sculptures d'asile*, trad. A. Brousse, M. Weber, présentation M. Weber, Paris, Gallimard.

QUENEAU, R. 2002. *Aux confins des ténèbres. Les fous littéraires*, Paris, Gallimard, éd. présentée et annotée par M. Velguth (ouvrage resté jusqu'alors inédit depuis le refus par Gallimard en 1934).

RACAMIER, P-C. 1955. «Trouble de la sémantique (aliénation du langage) », dans *EMC, Psychiatrie clinique et thérapeutique*, Paris, Éd. Techniques.

RACAMIER, P-C. ; DIATKINE, R. ; LEBOVICI, S. ; PAUMELLE, P. 1973. *Le psychanalyste sans divan, la psychanalyse et les institutions de soins psychiatrique*, Paris, Payot, 1973.

RÉGIS, E.; HESNARD, A. 1913. «La doctrine de Freud et de son école», *L'encéphale*.

RÉJA, M. 1994. *L'art chez les fous. Le cabinet des singularités*, présentation et réédition F. Hulak, Nice, Z'Éditions.

RIBOT, T. 1881. *Les maladies de la mémoire*, Paris, Félix Alcan.

ROCH LECOURS, A.; VANIER CLEMENT, M. 1976. «A comparative description with comments Chaikas respective looks at "schizophrenic language" », Brain and Language, 3.

ROUDINESCO, É. 1993. *Jacques Lacan, Esquisse d'une vie, histoire d'un système de pensée*, Paris, Fayard.

RUTTER, D. R. 1995. «Language in schizophrenia. The strucure of monologues and conversations », *British Journal of Psychiatry*.

SAUSSURE, F. de. 1981. *Cours de linguistique générale*, Paris, Payot.

SAUNIONAT, F.2001. «La querelle du syndrome de Ganser: entre simulation, hystérie et catatonie», dans *Divisions subjectives de personnalists multiples*, PUR.

SAUVAGNAT, F. 1986, «Une pierre d'attente. Quelques particularités du premier abord freudien des halluciantions psychotiques», *Ornicar? Revue du champ freudien*, n° 36.

SAUVAGNAT, F. 1988. «Histoire des phénomènes elementaires. A propos de *la signification personnelle*», *Ornicar?, Revue du champ freudien*, n° 44.

SCHMIDT, 1.1965. *Dictionnaire de la mytholosie grecque et romaine*. Paris, Larouse,

SCHNEIDER, C. 1939. «Entartete Kunst und Ittenkunst», *Archiv für Bychiatrie und Nervenkrankheit,* 110.

SCHREBER, D. P. 1903. *Mémoires d'un névropathe*, Paris, Le Seuil, 1975.

SECLAS. 7. 1888. «L'hallucination dans ses rapports avec la fonction du langage, *Progrès médical*, 16e année, 2e série, t. VIII, n° 34.

SÉGLAS; J. 1891. «Communication faite au Congrès international de médecine mentale de Paris de 1889», *Arch. de neurol*, n° 64.

SÉGLAS, J. 1892. *Les troubles du langage chez les aliénés*, Paris, éd. Rueff.

SEGLAS, I. 1895. *Leçons cliniques* (Salpêtrière, 1887-1894), Paris, éd. Asselin.

SEGLAS, J. *SMP*, Séance du 30 nov. 1891.

SEGLAS, J. 2001. «L'invention de l'hallucination psychomotrice», dans *Divisions subjectives et personnalités multiples*, Rennes, PUR.

SEGLAS, J. ; BARRAT, L. 1913. «Notes sur l'évolution des hallucinations», *Journ. de Psychol.*

SIMON, M. 1876. «L'imagination dans la folie : études sur les dessins, plans, descriptions et costumes des aliénés», dans *Annales médico-psychogiques*, 16,.

SIMON, M. 1888. «Les écrits et les dessins des aliénés», dans Archives *d'anthropologie criminelle et des sciences pénales*, 3.

SKRIABINE, P. 2006. «Nœud et Nom-du-Père, vingt et une considérations sur la structure», volume préparatoire AMP, Congrès de Rome.

SNELL, L. «Ueber die veränderke Sprechweiss und die Bildung der Neuerwerke und Ausdrücke in Wahsinn», *Allg. Zeitsch. f. Prychiatr.*, 1852, IX, 11. Traduction française : «Des altérations de la façon de parler et de la formation d'expressions et de mots nouveaux dans les délires», dans *L'évolution psychiatrique*, avril-juin 1980, 45, 2, 365.

STAROBINSKI, J. 1971. *Les mots sous les mots. Les anagrammes de Ferdinand de Saussure*, Paris, Gallimard.

STEVENS, A. 1987. «L'holophrase, entre psychose et psychosomatique», *Ornicar?, Revue du champ freudien*, n° 42.

TANZI, E. «Les néologismes des aliénés en rapport avec le délire chronique», *Rev. Sperim. Freniatria*, n°15, 1889, p. 352-393, et n°16,1890.

TROIEU, A 1872. «Études médico-légales sur la folie».

TAUSK, V. 1976. «De la genèse de l'appareil à infiuencer au cours de la schizopirénie» (1919), dans *Œuvres psychanalytiques,* Paris, Payot.

TEULIÉ, G. 1927 «Les rapports des langages néologiques avec les idées delirantes en médecine mentale», Paris, Picard.

TRULIÉ, G. 1931. «La schizophasie», *Ann. médico-psychologiques,* Thèse, 89, n° 1.

TRULIÉ, G. 1938. «Une forme de glossolalie (G. par suppiession literale)». *Ann. méd.-psychol.,* 96, n° 2.

THÉVENIN, P. 1992. «L'automatisme en question», dans F. Hulak, *Folie et psychanalyse dans l'expérience surréaliste.*

THÈVES, P ; THIS, B. 1992. *Die Verneinung, la dénégation,* trad. nouvelle et comentaires du *Coq-Héron.*

TOSQUELLES, F. 1967. *Le travail thérapeutique à l'hôpital psychiatrique,* Paris, Scarabée.

VERMEERSCH, P. «André Breton et la recherche du tychique dans Les vases communicants», *Psychologie médicale,* 9.

VERMEERSCH, P. «Condition de l'art brut à l'entrée du nouveau siècle», *Ligeia, Devenir de l'art brut,* n° 53-54-55-56.

VERMEERSCH, P. 1980. «Discours, dessins, délire : rapports structuraux», *ES, Psychol. médicale,* 12, 9.

VERMEERSCH, P. 1992-1993. « Clinique et art », *Bulletin de psychol.,* vol. XLVI, n° 411.

VERMEERSCH, P. 1993. «Déclinaison du sujet dans l'acte pictural», *ES, Psychol. médicale*, 25, 13.

VOLMAT, R. 1956. *L'art psychopathologique*, Paris, PUF.

WALTER, M. «Les troubles du langage dans la schizophrénie : état des lieux. Clinique et hypothèses étiopathogéniques», dans F. Sauvagnat (sous la direc-tion de), Colloque *Langage psychotique, langage précoce*, Rennes, PUR.

WERNICKE, C. 1874. *Der aphasische Symptomen-complex*, Breslau, Cohu, Weigert.

WERNICKE, C. 1880. «Nochmals das Bewusstsein», *Allg. Zeitschr. f. Psych*. XXXVI, voir le n°28 de l'index.

WERNICKE, C. 1906. *Grundriss der Psychiatrie*, 2° éd. Leipzig, Thieme.

WIART, C. 1967. *Expression picturale et psychopathologie : essai d'analyse et d'automatique documentaire*, Paris, Douin.

WITTGENSTEIN, L. 1993. *Tractatus logico-philosophicus*, Paris, Gallimard.

WOLFSON, L. 1970. *Le schizo et les langues*, Paris, Gallimard.

ZALOSZYC, A. 1994. *Le sacrifice au dieu obscur, ténèbres et pureté dans la communauté*, Nice, Z'Editions.